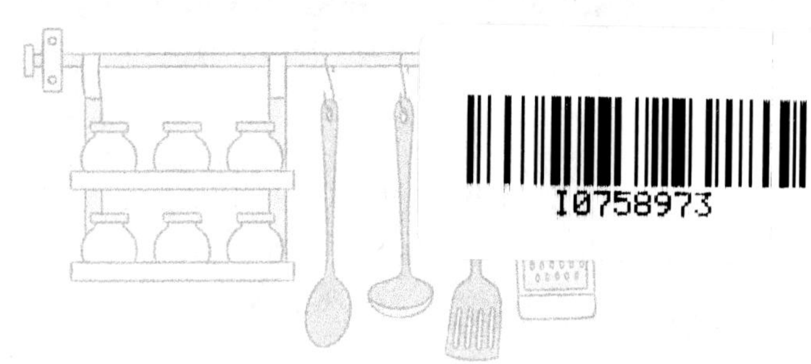

I0758973

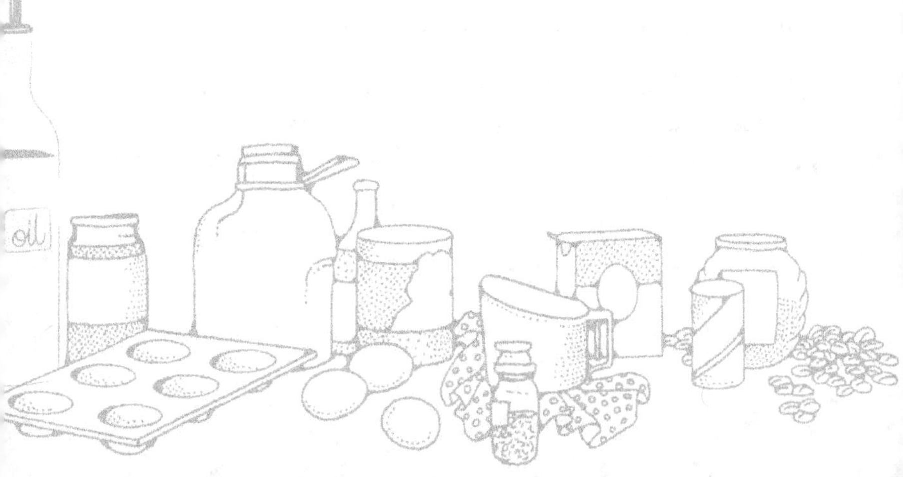

Titolo| **GUIDA A UNA SPESA PIÙ SANA, PIÙ BUONA –** finalmente potrai scegliere solo il meglio

Autore| **Bonfigli Paola**

ISBN: 9798748175753

Prima edizione: Giugno 2021

Seconda edizione: Marzo 2023

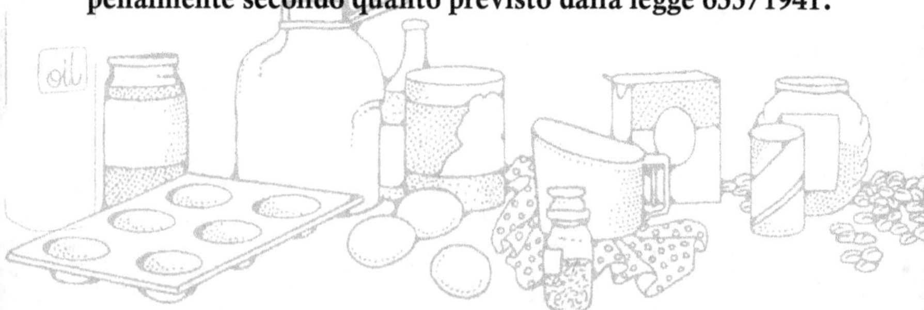

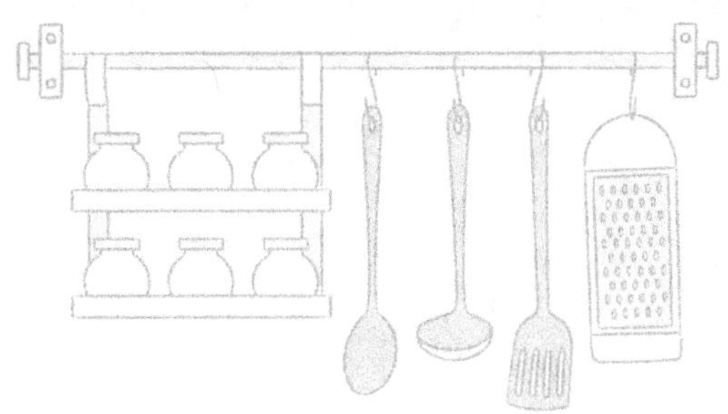

Grazie di aver scelto questa guida!

**Se ti sarà utile,
non dimenticarti di lasciare
una recensione su Amazon!
Sarà utile a me per migliorarla
e offrirti sempre il meglio.
Grazie!**

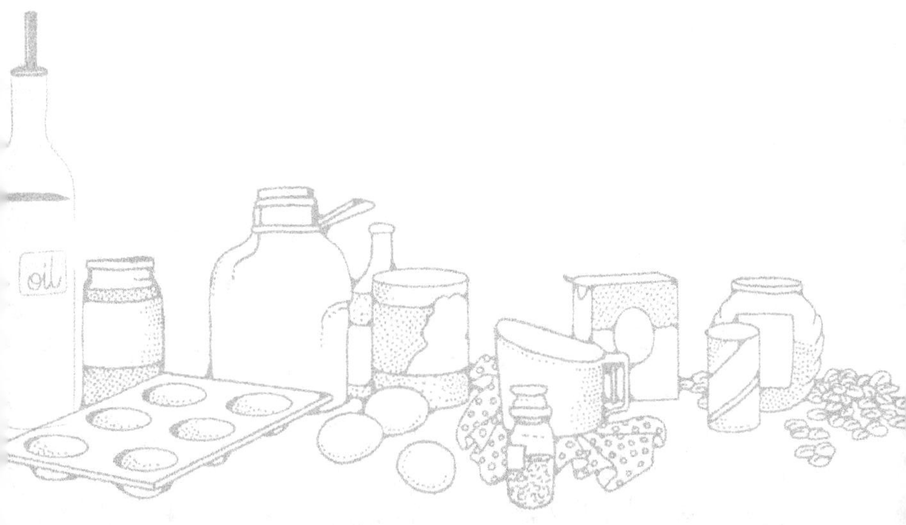

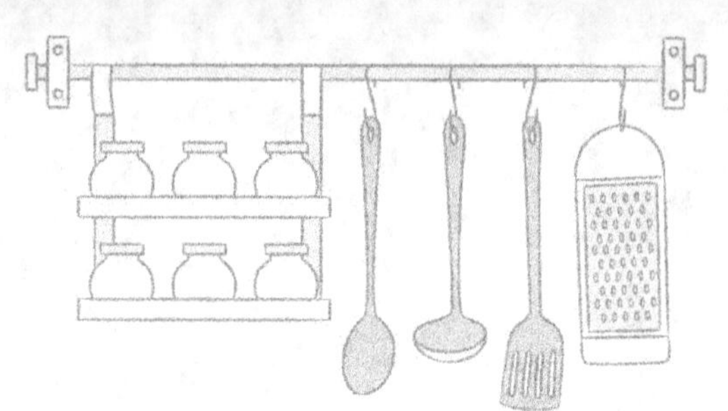

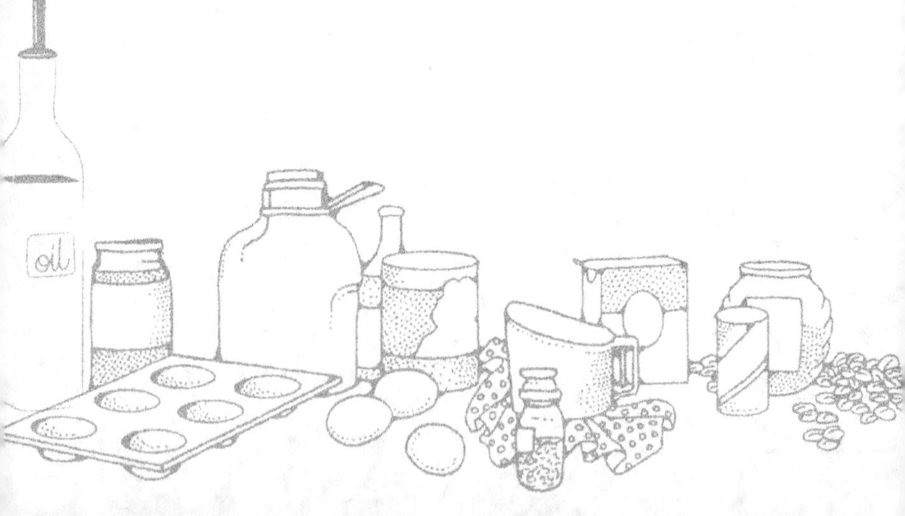
oil

INDICE

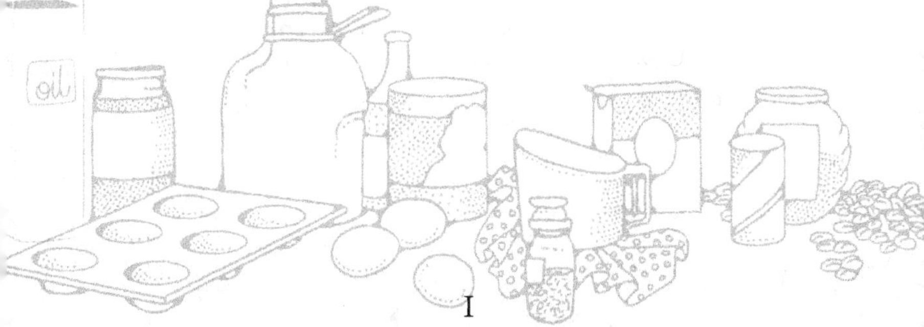

BIOGRAFIA

Paola Bonfigli nasce nel 1997 e, da allora, il suo obiettivo è sempre stato dare il meglio di sé in ogni occasione.

L'ambizione è la sua fonte di energia, crescere e migliorarsi le sue migliori amiche. Riuscire ad aiutare gli altri a creare la versione migliore di sé stessi è la soddisfazione più grande. Ciascuno di noi ha la possibilità di migliorare e di arrivare lì dove non aveva mai pensato.

TITOLI DI STUDIO

- Diploma di scuola superiore Istituto Tecnico Economico e delle Relazioni Internazionali per il Marketing (2016)
- Laurea triennale in Scienze Politiche e delle Relazioni Internazionali (2019)
- Diploma di scuola superiore Istituto Tecnico Economico e dei Sistemi Informatici Aziendali (2020)
- Diploma da Consulente nutrizionale per lo sport di I livello (2020)
- Diploma da Consulente nutrizionale per lo sport di II e III livello (2021)
- Diploma da Istruttrice di Powerlifting di I e II livello (2021)
- Laurea triennale in Scienze Motorie indirizzo Biosanitario (2021)
- Laurea Magistrale in Management dello sport e delle attività motorie (2022)
- Laurea Magistrale in Nutrizione umana indirizzo Nutraceutica (in corso 2023)

"Non c'è cosa più bella del prendersi
cura di sé, con la consapevolezza di farlo
e la certezza che amarsi non potrà mai essere sbagliato".

ALTRE PUBBLICAZIONI SU AMAZON

Paola è conosciuta anche come Diamante Giorgese e Paula Goodchild.

Romanzi e altre pubblicazioni
DIAMANTE GIORGESE

- **I LIMITI DELL'AMORE** – storia di te e di me, racconto (2017)
- **RESTANO NEL CUORE**, raccolta di poesie (2018)
- **I GIRASOLI NELL'ANIMA**, romanzo ambientato a Sirolo (2020)
- **DILOGIA JUNIPER**, uno young adult che include **LASCIATI DIMENTICARE** (2019) e **LASCIAMI RINASCERE** (2020)
- **RIFIORIRE – perché una sola vita non basta** (2022), raccolta di frasi sull'amore, sulle storie d'amore e sulla loro fine
- **COME ESSERE FELICI NEI MOMENTI TRISTI** (2022), raccolta di frasi motivazionali, sulla vita, filosofiche

PAULA GOODCHILD

- **COUPON DI COPPIA, 56 cose da fare e 32 cose da dire per esperienze indimenticabili**, (2023)
- **QUADERNO PAGINE BIANCHE DA VIVERE,** (2023)
- **QUADERNO PAGINE BIANCHE DA VIVERE**, (2023), formato A4

PROFILI SOCIAL

Per eventuali maggiori informazioni o per avere un contatto diretto con lei:
INSTAGRAM
@foodisgoodif
@diamante_giorgese
TIKTOK
Foodisgoodif
E-MAIL
foodisgoodif@libero.it

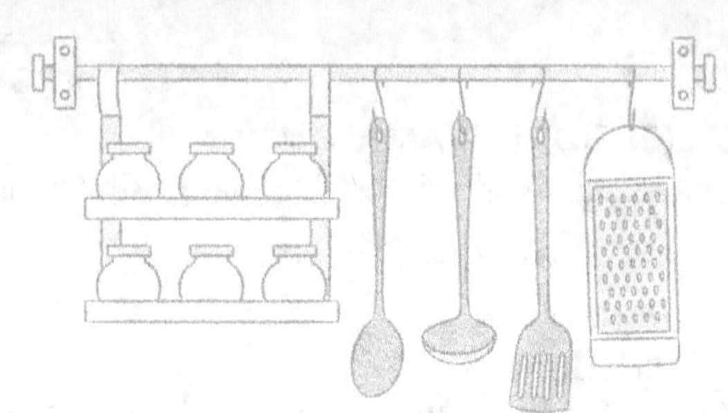

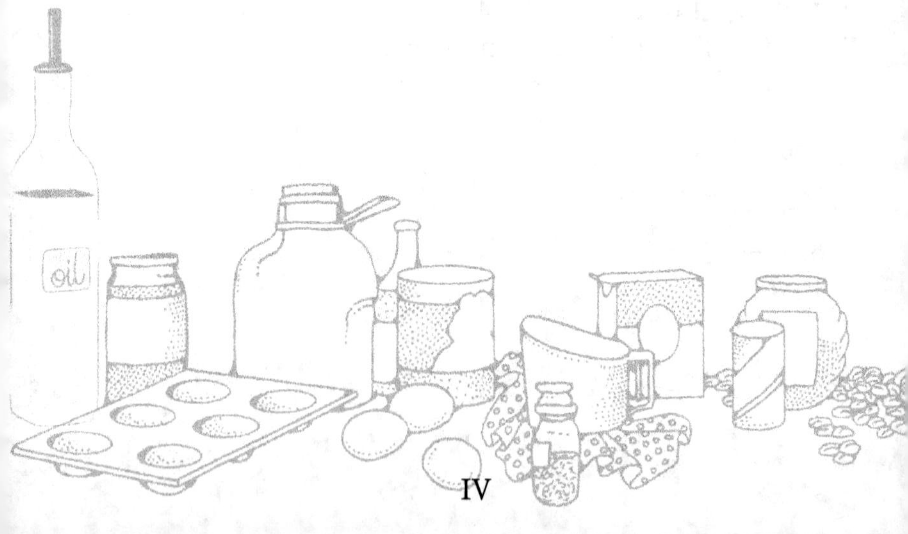

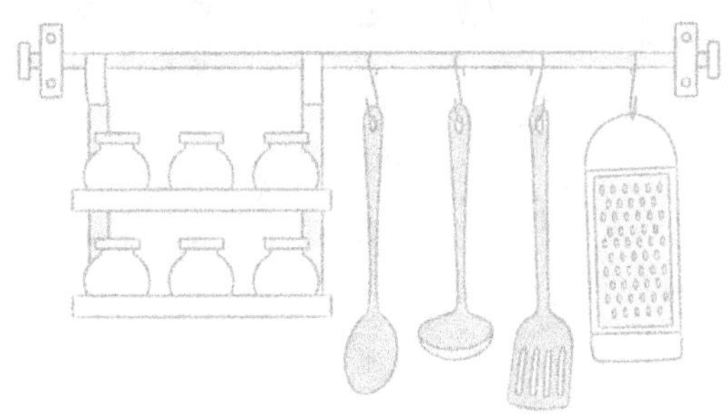

*Fare qualcosa
con la certezza di farsi del bene
e di fare del bene al proprio corpo
è uno dei piaceri
e delle soddisfazioni più grandi,
per questo voglio condividerlo con te.*

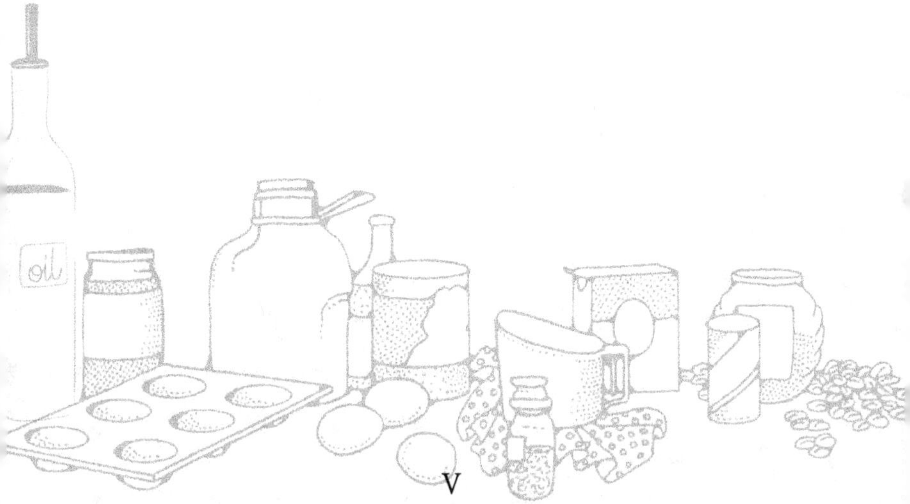

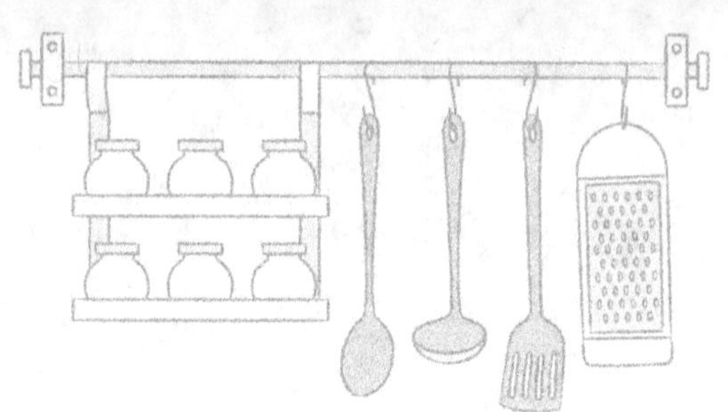

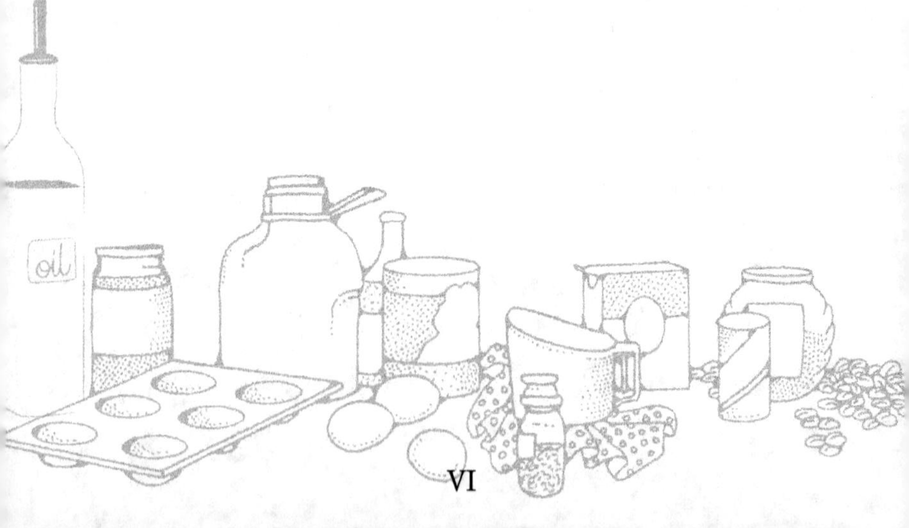

VI

PREMESSA

Tutto parte da una buona spesa!

Qualsiasi sia il tuo obiettivo, se acquisti ciò di cui hai davvero bisogno sei già a metà strada. Questo perché, molte volte, migliorare la propria alimentazione risulta difficile se in casa non abbiamo le materie prime di cui abbiamo bisogno o abbiamo alimenti che in realtà non dovremmo mangiare spesso. Fare una buona spesa è il primo passo per raggiungere qualsiasi obiettivo per quanto riguarda il benessere di una persona.

Fare la spesa, però, al giorno d'oggi, è sempre più difficile. Io per prima, nel corso degli anni, ho cercato le migliori opzioni d'acquisto, per me e per la mia salute, perché di fronte agli scaffali del supermercato trovavo sempre più difficile scegliere. I prodotti si moltiplicavano e le possibilità di scelta con loro. Prezzi differenti, nomi differenti, confezioni differenti, eppure il prodotto sembrava sempre lo stesso e la confusione cresceva…

Per questo, ho pensato a una guida, una super guida, che, al suo interno, raccogliesse tanti piccoli preziosi consigli da mettere in pratica ogni giorno, per stare meglio, per vedersi meglio, per essere più felici del proprio corpo e più soddisfatti e consapevoli delle proprie scelte.

Oggi, quando vado a fare la spesa, sono felice di poter scegliere quello che fa più bene al mio corpo, di sapere che c'è una differenza tra una bottiglia d'olio dal vetro scuro e una dal vetro trasparente. Sono felice di sapere che, se voglio, posso scegliere un alimento meno salutare, con la consapevolezza che, anche se non è il massimo dal punto di vista nutrizionale, posso acquistarlo e mangiarlo.

Avrei voluto anche io una guida così, all'interno della quale fossero racchiuse nozioni semplici ma importanti, chiare ma rilevanti, in grado di cambiare il mio modo di fare e vedere la spesa.

Io, quando serviva a me, non l'ho trovata, per questo ora la creo e la dono a te, nella speranza ti possa essere utile così come avrei voluto fosse utile a me.

Qualsiasi cosa, qualsiasi traguardo raggiunto, se non viene condiviso, vive solo a metà. Quindi voglio condividere con te questo mio piccolo traguardo che spero possa esserti utile, perché ognuno di noi, nel suo piccolo, può fare la differenza e quella piccola differenza, moltiplicata per tutti noi, alla fine, cambia il mondo.

DIETA MEDITERRANEA E SALUTE

La globalizzazione e lo sviluppo tecnologico in occidente hanno reso libero l'accesso a moltissime informazioni, tra queste, anche quelle necessarie a comprendere quali azioni mettere in atto per avere uno stile di vita sano. Nonostante quanto premesso, però, stili di vita sedentari e diete povere di nutrienti sono ancora molto comuni[1].

Ricerche e studi scientifici dimostrano che l'alimentazione ha effetti a lungo termine sull'organismo [2] ed è direttamente collegata al peso corporeo [3], allo sviluppo di patologie cardiovascolari e metaboliche [4]. Per agire sui fattori di rischio modificabili per lo sviluppo di malattie croniche, l'attività fisica e l'alimentazione rivestono, quindi, un ruolo fondamentale.

La dieta mediterranea, come rivelato da diversi studi scientifici, è un valido e concreto aiuto nella prevenzione di patologie cardiovascolari [5-6], metaboliche [7-8] e mentali [9-10] e, in linea generale, della maggior parte delle malattie croniche non trasmissibili [11-12].

Tale dieta si basa sul consumo giornaliero di un buon quantitativo di carboidrati, (prevalentemente complessi), latte e/o suoi derivati, grassi, (principalmente insaturi e di origine vegetale, come l'olio extravergine di oliva) e un moderato apporto di proteine, (preferibilmente vegetali e, in quantità minori, di origine animale). Importante è l'apporto di fibre e micronutrienti come antiossidanti, vitamine e sali minerali che la dieta mediterranea garantisce [13]. Un adeguato consumo di vegetali, infatti, permette di abbassare il rischio di sviluppare patologie croniche e un equilibrato apporto di sodio consente di ridurre il rischio di infarto, osteoporosi e cancro allo stomaco. In linea generale, l'aspettativa di vita di chi segue la dieta mediterranea è in media più alta di chi segue altri regimi alimentari [14].

Per queste sue caratteristiche, nel 2010, la dieta mediterranea è stata riconosciuta dall'UNESCO quale patrimonio culturale immateriale dell'umanità [15].

Le importanti modifiche subìte dagli stili di vita occidentali, caratterizzati oggi da ritmi frenetici che impediscono di prestare la giusta attenzione alla preparazione dei pasti, hanno favorito l'instaurarsi di abitudini alimentari poco sane, soprattutto nelle popolazioni più giovani, con un aumento del consumo di alimenti processati e di bevande zuccherate che contribuiscono a rendere l'alimentazione povera di micronutrienti.

DA OGGI SARÀ PIÙ SEMPLICE SCEGLIERE

Con questa mini guida vorrei rendere più semplici quelle scelte che, tutti i giorni, siamo costretti a fare al supermercato. Gli scaffali sono stracolmi di prodotti all'apparenza uguali, ma così non è.

Siamo portati istintivamente a scegliere il prodotto più bello o il meno costoso, di fronte a diverse alternative, ma questa strategia potrebbe rivelarsi deleteria per la nostra salute. Per questo è importante sapere cosa mangiare, ma anche cosa comprare. Perché uno stesso alimento, confezionato in maniera differente o prodotto con ingredienti di qualità minore, può avere effetti totalmente diversi da quelli che avrebbe se confezionato a dovere e prodotto con materie prime di qualità.

In questo caso sì, i dettagli possono fare la differenza e trasformare la nostra spesa quotidiana o settimanale in un gesto d'amore verso noi stessi, organizzato e consapevole. In giro si trovano informazioni di tutti i tipi, ma avere una piccola guida che al suo interno racchiuda tutto ciò di cui abbiamo bisogno rappresenterà un motivo in più per prendersi cura di sé, perché fare le scelte migliori non è mai stato così semplice. Fare qualcosa con la certezza di farsi del bene e di fare del bene al proprio corpo è uno dei piaceri e delle soddisfazioni più grandi, per questo voglio condividerlo con te.

Buona lettura!

Paola

FRUTTA SECCA, QUALE ACQUISTARE?

La frutta secca rientra tra le fonti di grassi alimentari definiti salutari, quindi benefici per la salute dell'organismo. All'interno di questa categoria però rientrano diversi frutti, ognuno con le proprie caratteristiche. Non tutta la frutta secca è uguale: le mandorle hanno proprietà diverse dalle nocciole, così come le nocciole hanno proprietà diverse dalle noci e le noci hanno proprietà diverse rispetto alle arachidi.

Per aiutarti a scegliere quale frutta secca acquistare, ti elenco prima le proprietà di ciascun frutto e, alla fine, ti lascio delle piccole ma importanti curiosità per le prossime volte che andrai al supermercato ad acquistare quanto scritto nella lista della spesa.

Mandorle

Sono ricche di :

- ♥ VITAMINA E
- ♥ MAGNESIO
- ♥ FERRO
- ♥ CALCIO

Le mandorle sono costituite per il 12% da fibre e hanno un alto contenuto di grassi buoni, utili contro il colesterolo cattivo e nel preservare la salute delle arterie. Sono preziose per il benessere di **pelle, capelli e ossa**. Migliorano la resistenza insulinica, facilitano quindi l'utilizzo degli alimenti ingeriti a scopo energetico e non a scopo di deposito (accumulo di massa grassa) e favoriscono il benessere intestinale.

Noci

Sono ricche di:

- ♥ MAGNESIO
- ♥ ZINCO
- ♥ CALCIO
- ♥ POTASSIO
- ♥ RAME
- ♥ FERRO
- ♥ VITAMINA E
- ♥ ACIDO FOLICO

Le noci apportano omega 3, grassi **antinfiammatori** utili per il controllo del colesterolo cattivo e per il benessere delle arterie. Sono un'ottima fonte di **antiossidanti** e **arginina**, un aminoacido importante **per chi pratica sport e per chi è in fase di crescita**.

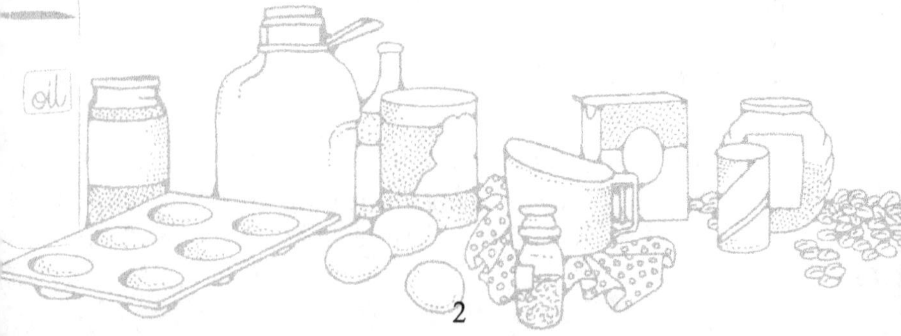

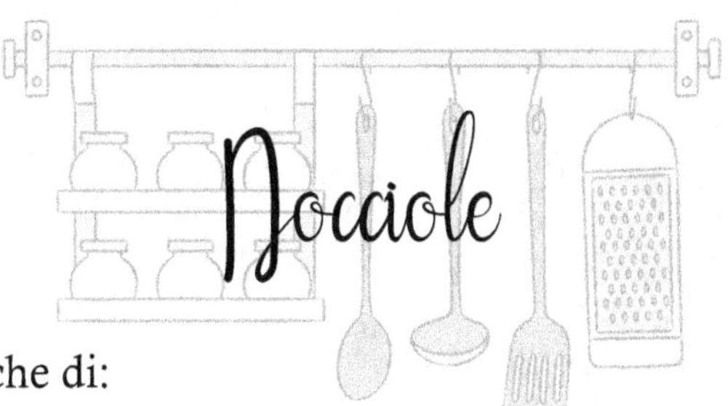

Nocciole

Sono ricche di:

- ♥ VITAMINA E
- ♥ VITAMINA B1
- ♥ VITAMINA B6
- ♥ VITAMINA B9
- ♥ FERRO
- ♥ RAME
- ♥ CALCIO
- ♥ MANGANESE

Tra tutta la frutta secca, le nocciole sono quelle con il più alto contenuto di vitamina E, **antiossidante** naturale. (Gli antiossidanti combattono i radicali liberi, responsabili di invecchiamento e sviluppo di malattie come il cancro) Come per la restante frutta secca, sono un valido aiuto per tenere sotto controllo il **colesterolo** cattivo nel sangue.

Arachidi

In realtà, le arachidi appartengono botanicamente alla famiglia dei legumi, ma per la loro somiglianza alla frutta secca, sono state inserite in questa categoria.
Le arachidi sono ricche di:

- ♥ VITAMINA E
- ♥ VITAMINA PP

- ♥ ACIDO FOLICO
- ♥ ZINCO
- ♥ POTASSIO
- ♥ FOSFORO
- ♥ MANGANESE
- ♥ MAGNESIO
- ♥ RAME

Inoltre conferiscono il più alto apporto di proteine (28%) di tutta la frutta secca. Grazie poi al contenuto dell'aminoacido arginina e del coenzima Q10, le arachidi sono considerate un **antiossidante** al pari di fragole, more e carote, utili per il benessere della **pelle**, del **sistema nervoso**, per gli **sportivi** e gli individui in fase di crescita. Il coenzima Q10 è presente in pochi altri alimenti e questo le rende potenzialmente **utili contro il mal di testa.**

Pistacchi

Sono ricchi di:

- ♥ CALCIO
- ♥ FERRO
- ♥ MAGNESIO
- ♥ RAME
- ♥ FOSFORO
- ♥ VITAMINA E
- ♥ VITAMINA B5
- ♥ VITAMINA B6
- ♥ ACIDO FOLICIO

- ♥ RIBOFLAVINA
- ♥ TIAMINA
- ♥ NIACINA
- ♥ carotenoidi come LUTEINA e ZEAXANTINA (utili nella prevenzione della salute oculare).

Grazie a questi micronutrienti, i pistacchi sono utilissimi per tenere sotto controllo il **colesterolo** cattivo nel sangue e fare il pieno di **antiossidanti e micronutrienti benefici** per la salute di tutto il corpo, riducendo **stress e stanchezza**.

Anacardi

Sono ricchi di:

- ♥ VITAMINA B6
- ♥ VITAMINA K
- ♥ MAGNESIO
- ♥ MANGANESE
- ♥ POTASSIO
- ♥ FOSFORO
- ♥ SODIO
- ♥ ZINCO
- ♥ RAME
- ♥ FERRO
- ♥ SELENIO

Oltre a questi micronutrienti, gli anacardi contengono anche **Zeaxantina**, un antiossidante utile per la salute degli occhi.

Come la precedente frutta secca, gli anacardi sono energetici, utili per combattere il **colesterolo** cattivo, **antiossidanti** e benefici per il **sistema circolatorio e immunitario**. Apportano inoltre *triptofano*, un amminoacido precursore della serotonina, l'ormone del buon umore. Gli anacardi possono per questo essere considerati degli antidepressivi naturali.

Pinoli

Sono ricchi di:

- ♥ VITAMINA E
- ♥ VITAMINA PP
- ♥ CALCIO
- ♥ FOSFORO
- ♥ FERRO
- ♥ POTASSIO

I pinoli, grazie a questi micronutrienti e il contenuto degli acidi grassi omega 6, sono alleati della salute cardiovascolare, perfetti nei periodi di **stanchezza e stress** e utili a mantenere organismo e **pelle** giovani.

Noci Di Macadamia

Sono ricche di:

- ♥ CALCIO

- ♥ FOSFORO
- ♥ VITMAINA A
- ♥ VITAMINA B1
- ♥ VITAMINA B2

Le noci di macadamia sono inoltre ricche di acidi grassi monoinsaturi, di flavonoidi e di **acido palmitoleico**, un acido grasso quasi assente nella dieta mediterranea, che ha ottime proprietà nutrizionali e metaboliche. L'acido palmitoleico contribuisce al benessere e alla **longevità** dell'organismo. Come la precedente frutta secca, le noci di macadamia sono un valido aiuto nel controllo del **colesterolo** cattivo e dell'attività intestinale.

Noci Del Brasile

Sono ricche di

- ♥ VITAMINA E
- ♥ MAGNESIO
- ♥ FOSFORO
- ♥ MANGANESE
- ♥ ZINCO
- ♥ SELENIO (bastano due noci del brasile per fare il pieno giornaliero).

Grazie a queste caratteristiche e all'elevato contenuto di acidi grassi polinsaturi, le noci del brasile sono ottimi **antiossidanti**, con effetti **antitumorali e immunostimolanti.**

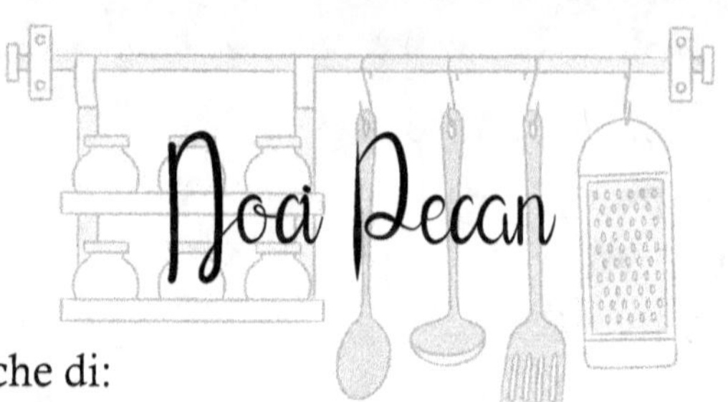

Noci Pecan

Sono ricche di:

- ♥ MAGNESIO
- ♥ MANGANESE
- ♥ POTASSIO
- ♥ FOSFORO
- ♥ CALCIO
- ♥ FERRO
- ♥ ZINCO
- ♥ RAME
- ♥ SELENIO
- ♥ TIAMINA
- ♥ VITAMINA E
- ♥ VITAMINA A
- ♥ VITAMINA B
- ♥ VITAMINA C

Come la precedente frutta secca, le noci pecan sono un valido aiuto nel controllo del **colesterolo** cattivo, ma anche per la salute del sistema **nervoso e immunitario**. Sono particolarmente ricche di vitamine e sali minerali che le rendono molto nutrienti.

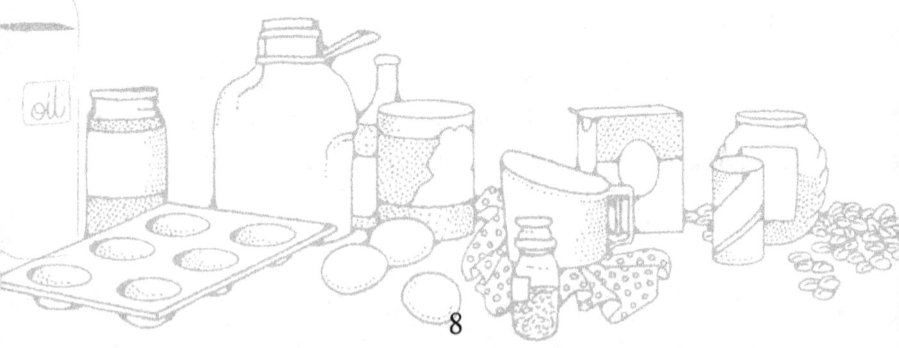

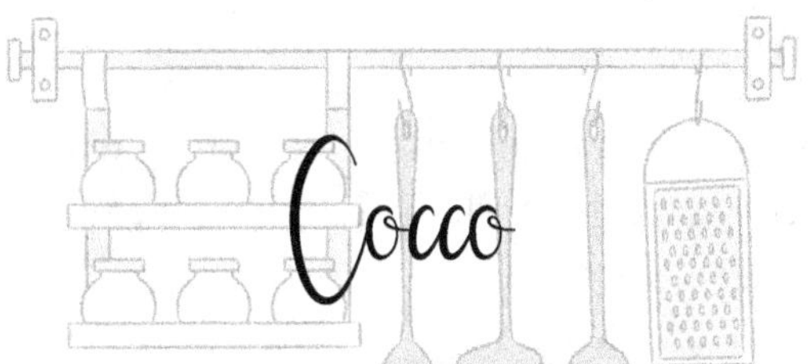

Cocco

Per il suo elevato contenuto di grassi, il cocco può essere incluso nella frutta secca, anche se, in realtà, non rientrerebbe in questa categoria di alimenti.

Il cocco è ricco di:

- ♥ POTASSIO
- ♥ ZINCO
- ♥ FERRO
- ♥ RAME
- ♥ FOSFORO
- ♥ MAGNESIO
- ♥ VITAMINA C
- ♥ VITAMINA E
- ♥ VITAMINA K
- ♥ VITAMINE DEL GRUPPO B

Il cocco è inoltre ricco di amminoacidi e queste caratteristiche lo rendono benefico per la **salute di ossa, denti, fegato, intestino e sistema immunitario**. Il cocco è inoltre un ottimo alleato per **regolare il livello gli zuccheri nel sangue**. Nonostante queste proprietà, il cocco apporta grassi principalmente **saturi**, "cattivi", per questo non bisognerebbe abusarne.

COME SCEGLIERE LA FRUTTA SECCA AL SUPERMERCATO

Al supermercato, la frutta secca è presente in tutte le forme: al banco o già confezionata in sacchetti e i sacchetti possono essere trasparenti o non trasparenti, provenienti da qualsiasi parte del mondo. Tutte queste opzioni d'acquisto lasciano molta libertà di scelta, ma questa libertà va saputa sfruttare.

FRUTTA SECCA IN SACCHETTO O SFUSA

In linea generale, **la frutta secca in sacchetto è sottoposta a controlli maggiori** e più accurati rispetto a quella acquistata sfusa, per questo sarebbe da preferire. Caso diverso è quello in cui si abbia un fornitore di fiducia di cui si conoscono i metodi di approvvigionamento e/o coltivazione della frutta secca.

In fine, la frutta secca può essere acquistata sfusa nel caso in cui venga specificata in maniera chiara l'origine. È importante conoscerne l'origine per assicurarsi l'assenza di sostanze nocive. Frutta secca proveniente da Paesi esteri ha più probabilità di contenere livelli più elevati di sostanze tossiche per l'organismo.

LA FRUTTA SECCA CON IL GUSCIO È MEGLIO

Il guscio è la miglior confezione per la frutta secca. È stato creato dalla natura appositamente per proteggere il frutto dagli agenti aggressori esterni e da reazioni chimiche che portano a ossidazione e irrancidimento. Acquistare la frutta secca già sgusciata significa acquistarla privata di un sistema di protezione naturale. È quindi da preferire la frutta secca con il guscio, che protegge il frutto da luce e aria, principali responsabili dell'irrancidimento del frutto e della perdita delle proprietà nutrizionali.

Bisogna fare poi attenzione a che il frutto sia ben ancorato al guscio. Ad esempio, se afferrando un'arachide o una noce, sentiamo che il frutto si muove all'interno del guscio, probabilmente è stata raccolta da parecchio tempo e potrebbe aver perso alcune qualità organolettiche.

IL SACCHETTO DELLA FRUTTA SECCA È MEGLIO NON TRASPARENTE

Se acquistiamo la frutta secca già confezionata, come deve essere il sacchetto?

Nel caso in cui acquistiamo frutta secca **con il guscio**, è da preferire un **sacchetto trasparente**, che ci permetta di controllare visivamente la qualità della frutta secca.

Se invece acquistiamo frutta secca **già sgusciata** (scelta sconsigliata per i motivi visti in precedenza) sono da preferire **sacchetti NON trasparenti,** questo perché i sacchetti trasparenti lasciano penetrare la luce del sole che, a contatto con la frutta secca, composta principalmente da grassi, ha un effetto ossidante: porta alla produzione di radicali liberi e micotossine, quindi all'irrancidimento del frutto stesso e alla perdita delle preziose proprietà nutrizionali.

Il sacchetto trasparente è molto invitante, perché ci permette di vedere la frutta secca ma, se questa è sgusciata, è meglio preferire un sacchetto che protegga dalla luce (si trovano sacchetti completamente oscuranti, ad esempio quelli con un rivestimento di alluminio interno). Meglio ancora sarebbe se la frutta secca fosse confezionata in sacchetti sottovuoto.

GUARDARE L'ETICHETTA DELLA FRUTTA SECCA CONFEZIONATA

Nel caso di frutta secca confezionata, l'unico ingrediente presente in confezione dovrebbe essere proprio la frutta secca. Spesso, però, per evitare il processo di irrancidimento appena accennato, vengono aggiunti altri grassi (di solito oli vegetali) o additivi antiossidanti, che vanno a peggiorare le proprietà nutrizionali dell'alimento, aumentandone anche il valore energetico, quindi le chilocalorie apportate.

PROVENIENZA DELLA FRUTTA SECCA

Meglio scegliere frutta secca proveniente da **produzioni italiane**, nel caso in cui ciò non sia possibile, scegliere frutta prodotta in Paesi controllati e che riporta sull'etichetta o sulla confezione i controlli a cui è stata sottoposta per evitare la presenza di aflatossine e pesticidi in quantità non certificata.

FRUTTA SECCA BIOLOGICA

Per evitare la presenza di residui di sostanze chimiche utilizzate durante la coltivazione o la raccolta, si consiglia l'acquisto di frutta secca certificata biologica.

FRUTTA SECCA NON PELATA È MEGLIO

La frutta secca è meglio non pelata. La pellicina, oltre ad alzare l'apporto di fibre totale del frutto (benefiche per la salute dell'intestino, in grado di innalzare il senso di sazietà e combattere l'insorgenza di tumori), garantisce un maggior quantitativo di micronutrienti e protegge la frutta secca dall'ossidazione se acquistata sgusciata..

COLORE DELLA FRUTTA SECCA

Il colore della frutta secca, una volta sgusciata, deve essere **chiaro**. Le arachidi devono essere **lucide**, se presentano delle parti grigie o dentro sono molto scure, probabilmente sono andate in contro a processi ossidativi e sono irrancidite.

Allo stesso modo, gli anacardi devono essere chiari e non presentare macchie, così come anche le nocciole, se spezzate a metà, non devono essere troppo scure al loro interno.

Le noci, se acquistate con il guscio, non dovrebbero essere troppo chiare, invece. Un guscio chiaro potrebbe essere sinonimo di trattamenti schiarenti con ipoclorito di sodio.

SALE E FRUTTA SECCA

Arachidi e pistacchi sono i due frutti secchi che più si trovano anche nelle versioni salate, ma è da preferire la frutta secca non salata, per limitare l'assunzione di sale da cucina, il cui limite giornaliero massimo è stato fissato a 5g dall'Organizzazione Mondiale della Sanità. Assumere quotidianamente frutta secca salata vanificherebbe tutte le proprietà nutritive del frutto.

CONSERVAZIONE DELLA FRUTTA SECCA

Per evitare i processi di ossidazione già citati e preservare le preziose proprietà nutrizionali della frutta secca, si consiglia di **conservarla in contenitori ermetici di vetro, meglio se colorato o scuro**, in grado di proteggere dalla luce, e in ambienti freschi. D'estate, ad esempio, se gli ambienti di casa sono troppo caldi, la frutta secca può essere riposta in frigorifero.

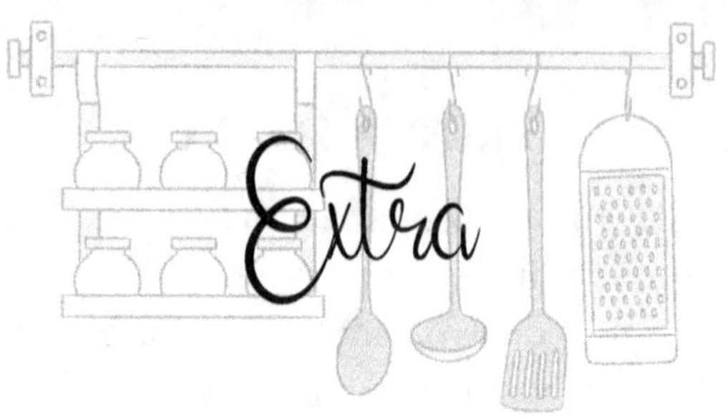

FRUTTA SECCA TOSTATA

Quanto è buona la frutta secca tostata? Ricordo che da mia nonna non mancavano mai le mandorle tostate, conservate rigorosamente in barattoli di vetro nella credenza, ed è così che in effetti ho iniziato a mangiarle, ma, dopo quanto ci siamo appena detti, è abbastanza chiaro che è **meglio NON tostare la frutta secca**. Le alte temperature a cui viene sottoposta durante la fase di tostatura portano alla perdita delle sostanze nutritive benefiche e a cambiamenti nella composizione chimica dei grassi in essa presenti che, da sani, si trasformano in grassi meno buoni per l'organismo, se non addirittura pericolosi. Quindi meglio consumare la frutta secca NON tostata.

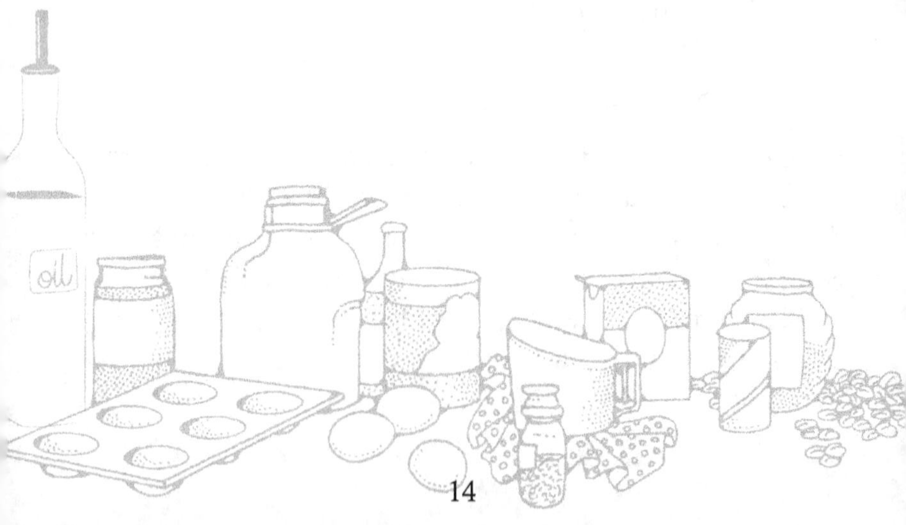

PATATINE IN BUSTA, QUALI SCEGLIERE?

Le patatine in busta sono l'alimento delle feste per eccellenza, ma non sono tutte uguali.

Partendo dal presupposto che le patatine fritte in busta sono un alimento fritto, ricco di amido e grassi e sottoposto ad alte temperature durante il processo di preparazione, andrebbero consumate il meno possibile, limitandole soltanto alle occasioni speciali. In ogni caso, si possono ridurre i "danni" derivanti dal loro consumo con una serie di piccole accortezze attuabili da ciascuno di noi.

INGREDIENTI DELLE PATATINE IN BUSTA FRITTE

Prima di ogni cosa, bisogna controllare gli **INGREDIENTI** scritti nell'etichetta. Dovrebbero essere solo 3: **patate, olio** (meglio se di oliva o di arachidi, max 30%), **sale** (circa 1,5%).

L'OLIO NELLA FRITTURA

L'olio extra vergine di oliva, non essendo raffinato (appunto, extravergine), è dotato di scorte maggiori di acidi grassi liberi e sostanze pregiate e benefiche per l'organismo, ma sottoposto ad alte temperature, queste sostanze vengono perse. Non è quindi necessario scegliere l'olio extravergine per la frittura. Un olio di oliva, anche non extravergine, può essere utilizzato senza problemi.

Scegliere l'olio giusto, per friggere, è importante, perché, essendo sottoposto ad alte temperature, è essenziale che sappia resistere e non cedere a modifiche chimiche che ne alterano la composizione. Oli come quello di girasole, di mais, di colza o di soia tendono a deteriorarsi facilmente se esposti all'aria e alle alte temperature, questo significa che le loro proprietà nutrizionali vengono perse, fino a produrre sostanze nocive se portati oltre il loro punto di fumo.

L'olio di palma, al contrario di quanto si pensa, se raffinato, ha un punto di fumo molto elevato, questo lo rende resistente alle alte temperature e adatto alla frittura. L'olio di palma, così come spiegato anche dall'AIRC, non andrebbe eliminato totalmente. Come per ogni alimento, bisognerebbe evitare di abusarne.

BUSTE PER PATATINE FRITTE

Non tutte le buste per le patatine sono uguali: ci sono le buste trasparenti, quelle con l'involucro argentato o, ancora, quelle di cartone.

Tra queste confezioni si può fare una classifica, nella quale, **le buste totalmente trasparenti**, che permettono di vedere le patatine fritte al loro interno, **sono all'ultimo posto**.

Si può essere invogliati dal fatto che le buste trasparenti consentono di controllare la qualità dell'alimento interno (e vedere quanto sono grandi le patatine e quante sono intere o sbriciolate) ma allo stesso tempo lasciano passare la luce nei confronti di un alimento ricco di grassi e, come abbiamo visto per la frutta secca, i grassi sono predisposti all'ossidazione, quindi all'irrancidimento e alla produzione di radicali liberi (quelle cellule responsabili di invecchiamento e sviluppo di tumori).

Per questi motivi, sono da **preferire le confezioni che NON consentono il passaggio della luce**, che siano di cartone o buste argentate, così da garantire un prodotto di qualità superiore.

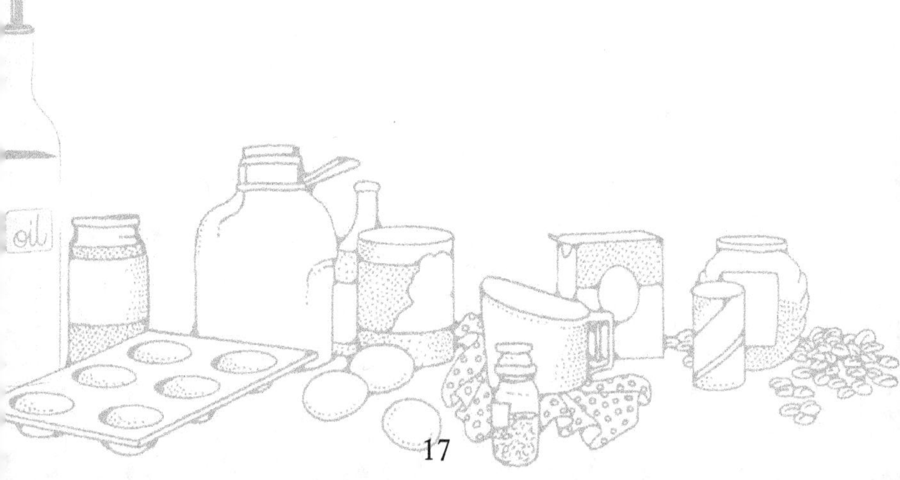

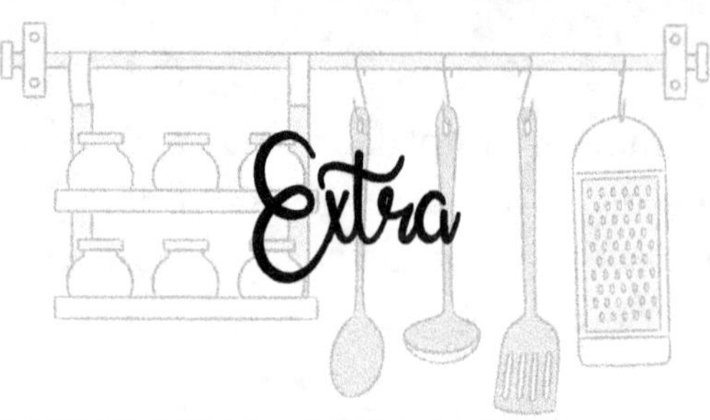

PATATINE FRITTE E ACRILAMIDE

Va ricordato che le patatine fritte sono un alimento da consumare saltuariamente, perché oltre che fonte di grassi saturi, contengono anche **acrilamide**, un composto chimico nocivo che si forma quando alimenti ricchi di amido (patate, pane, etc.) vengono sottoposti ad alte temperature (non necessariamente fritti, ma anche in forno). Il discorso non riguarda soltanto le patate e per questo è bene mantenere un'alimentazione varia ed equilibrata, limitando quegli alimenti più a rischio per la nostra salute ed evitando cotture prolungate ad alte temperature, anche in casa. Quando si cucinano quindi alimenti ricchi di amido, fare attenzione a non cuocerli troppo e, nel caso in cui si venissero a creare parti più scure, eliminarle, evitando così di mangiarle.

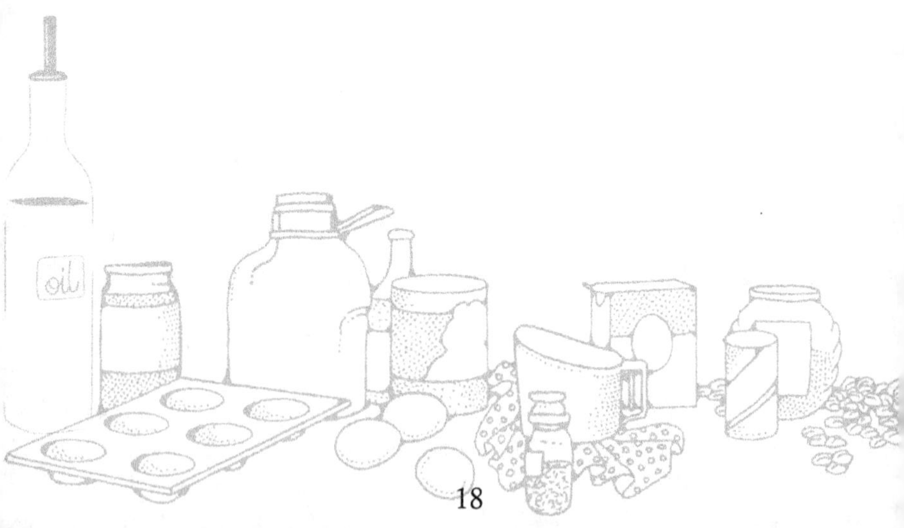

LEGUMI, QUALI PREFERIRE?

I legumi hanno molte proprietà benefiche per l'organismo, sono ricchi di proteine, vitamine e sali minerali e oggi sono presenti sul mercato in diverse varianti: secchi, in scatola o in barattolo e surgelati.

Capire quali legumi scegliere potrebbe essere più utile di quanto si pensa, se l'obiettivo è assumere l'alimento con più proprietà nutrizionali possibili.

I LEGUMI MIGLIORI

I legumi **da preferire sono quelli secchi**, magari provenienti da coltivazioni di cui conosciamo con certezza l'origine, per evitare la presenza di sostanze chimiche residue. Se non si ha il tempo per prepararli (si possono preparare in gran quantità e congelare, ad esempio), sono da preferire i legumi venduti nei **barattoli di vetro**, piuttosto che nelle scatole di latta, in quanto il vetro è un materiale più resistente agli aggressori chimici e non rilascia sostanze che, ingerite, potrebbero essere nocive nel lungo periodo.

INGREDIENTI DEI LEGUMI IN BARATTOLO

Nel caso in cui si scegliessero i legumi in barattolo (da preferire in vetro), gli ingredienti presenti in etichetta dovrebbero essere solo 2: **il legume e il sale**, senza quindi l'eventuale aggiunta di altri conservanti o zuccheri. In questo modo si andrà ad acquistare un prodotto quanto più simile, qualitativamente parlando, a quello producibile in casa partendo dal legume secco.

Proprio perché conservati in una soluzione ricca di sale, prima di essere consumati, **si consiglia di sciacquarli per bene e di buttare l'acqua nella quale sono conservati**, in quanto contente concentrazioni di sale rilevanti.

LEGUMI SURGELATI

I legumi surgelati rappresentano una valida alternativa ai legumi secchi, soprattutto perché non contengono sale, al contrario dei legumi in barattolo.

Bisogna però assicurarsi che l'abbattimento della temperatura per la surgelazione sia avvenuto il prima possibile dopo il raccolto, così da non perdere le sostanze nutritive in essi contenute, per questo è bene **prestare attenzione a quanto scritto nell'etichetta**, affinché vengano garantite le procedure di produzione migliori.

RIASSUMENDO: I LEGUMI MIGLIORI

Al primo posto ci sono i legumi secchi, seguiti di pari passo dai legumi surgelati o in barattoli di vetro, all'ultimo posto ci sono quelli nelle lattine.

DIGESTIONE E LEGUMI

I legumi, essendo ricchi di fibre e carboidrati fermentabili (FOS e GOS), potrebbero non essere indicati per chi soffre di gonfiore addominale o altre patologie dell'apparato gastro intestinale.

In questi casi si può provare a eliminare totalmente i legumi e vedere se la situazione migliora. Dopo qualche settimana di eliminazione, si prova a reintrodurne uno alla volta, così da capire, mano a mano, quali sono le varietà che causano problemi digestivi e quali no. Per la reintroduzione, si può partire dai legumi con la pellicina più sottile, come piselli o lenticchie decorticate, per poi finire con quelli dalla pellicina più spessa, come i ceci. Ogni aggiunta deve essere graduale, perché il corpo ha bisogno di tempo per abituarsi ai nuovi quantitativi di fibre e carboidrati fermentabili, per questo si consiglia la supervisione di uno specialista, quando si decide di apportare modifiche significative alla propria alimentazione.

LEGUMI E PROTEINE

Si consiglia di assumere i legumi come sostituti di fonti proteiche animali, meglio ancora se abbinati a dei carboidrati complessi come pasta, pane o riso, così da introdurre tutti gli amminoacidi essenziali di cui il corpo ha bisogno. I legumi, infatti, non contengono tutti gli amminoacidi essenziali di cui l'organismo necessita e gli amminoacidi mancanti sono contenuti proprio nei cereali.

L'assunzione di legumi e cereali, per garantire il corretto apporto di tutti gli amminoacidi essenziali, non deve avvenire necessariamente all'interno dello stesso pasto. Legumi e cereali possono essere assunti anche all'interno delle 24h per non perderne i benefici.

Gli amminoacidi sono i mattoncini che costituiscono le proteine. Ne esistono molti, ma non sono tutti uguali, alcuni infatti vengono definiti essenziali, proprio perché il nostro corpo non è in grado di produrli, ma devono essere obbligatoriamente assunti con l'alimentazione. Se non si assumono tutti gli amminoacidi essenziali è come se non si assumessero tutte le proteine di cui si ha bisogno.

Le proteine sono essenziali per la riparazione dei tessuti, per il loro accrescimento, per la loro salute (pelle, capelli, unghie, massa muscolare, tendini, legamenti, cartilagine, ossa, etc.) e per il corretto funzionamento dell'organismo. Ogni giorno il corpo consuma circa 1g di proteine per kg di peso corporeo, per rigenerare e sostenere questi tessuti, per questo è importante assumere tutti gli amminoacidi essenziali e tutte le proteine di cui abbiamo bisogno.

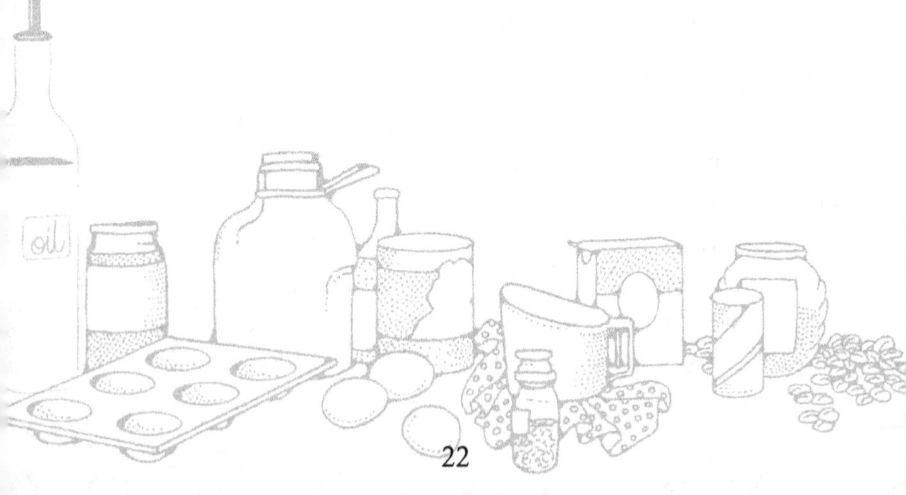

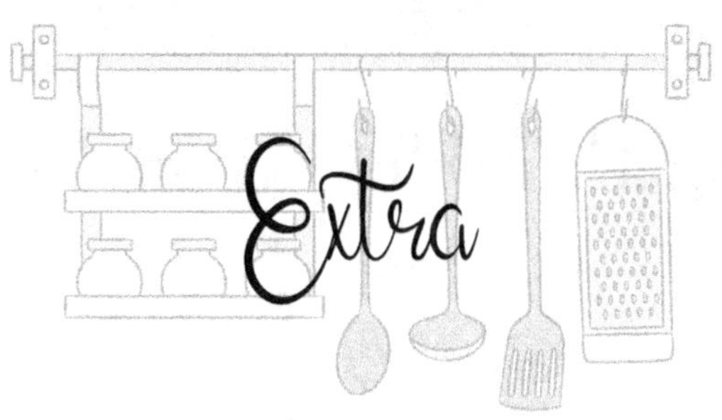

Extra

I LEGUMI ANCORA CALDI SONO PIÙ FACILMENTE DIGERIBILI

Nel caso in cui si avessero problemi nella digestione dei legumi, si può provare a consumarli solo caldi (appena cotti o dopo averli ripassati in padella), evitando quindi di assumerli freddi, direttamente tolti dalla confezione e sciacquati. Il **calore rende le fibre contenute nei legumi più facilmente digeribili**, riducendo così gonfiore e pesantezza.

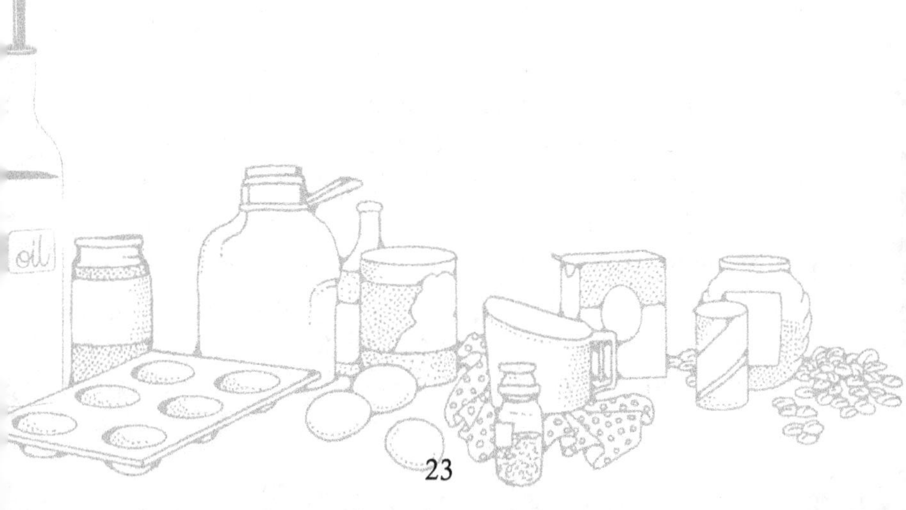

OLIO EXTRA VERGINE DI OLIVA, È TUTTO UGUALE?

L'olio extra vergine di oliva è conosciuto per le sue numerose proprietà, per il suo alto contenuto di antiossidanti e grassi buoni.

È un alimento dalle caratteristiche antinfiammatorie, utile per la salute delle arterie e del cuore, per tenere sotto controllo il colesterolo e benefico anche per il benessere dello stomaco e dell'intestino, oltre a essere fonte di vitamine e sali minerali.

Si rivela quindi importante riuscire a fare la scelta migliore al supermercato, perché anche se l'olio extravergine di oliva ha moltissime proprietà benefiche, non tutti gli oli extravergini di oliva sono uguali (anche se si chiamano allo stesso modo).

OLIO EXTRAVERGINE DI OLIVA DI ORIGINE ITALIANA

È da preferire senza dubbio un olio **extravergine di oliva 100% italiano**, in quanto sottoposto a controlli più rigidi e accurati rispetto a un olio extravergine di oliva ottenuto da agricolture comunitarie o extracomunitarie. Inoltre, un **olio extravergine di oliva italiano non è imitabile** da nessun'altra tipologia di olio, perché deriva dalla combinazione dei metodi di coltivazione esperti, dal clima mediterraneo e dalla tipologia di terreno sul quale crescono gli ulivi. Queste caratteristiche non sono quindi riproducibili né imitabili da nessun altro Paese coltivatore.

Scegliere un olio extravergine di oliva italiano non è quindi solo un importante aiuto per la nostra economia, ma anche una garanzia in più di qualità e di benefici per la nostra salute.

RACCOLTA E SPREMITURA DELL'OLIO EXTRAVERGINE DI OLIVA

Scegliere un olio extravergine di oliva raccolto a mano assicura che vengano utilizzati solo i frutti migliori (olive) e siano presenti nella minor quantità possibile foglie o ramoscelli, che invece potrebbero essere introdotti nelle macchine spremitrici da macchinari non in grado di riconoscere frutti o foglie.

L'olio deve essere ottenuto rigorosamente tramite un'azione meccanica *a freddo*, quindi solo attraverso processi di spremitura e non tramite l'utilizzo di sostanze chimiche o solventi.

COME DEVE ESSERE LA BOTTIGLIA DELL'OLIO EXTRAVERGINE DI OLIVA?

Come per le patatine in busta e per la frutta secca, l'olio extravergine di oliva dovrebbe essere protetto da luce e aria, per evitare ossidazione e irrancidimento. Per questo sono da preferire le bottiglie dal vetro scuro, in grado di schermare la luce.

Anche nel caso in cui la bottiglia fosse di vetro scuro, è bene conservare l'olio al riparo da fonti di luce e di calore.

Ancora più importante, per una corretta conservazione, è **evitare che l'olio entri in contatto con acqua** o sostanze o alimenti contenenti acqua, che porterebbero a un più veloce deterioramento del prodotto.

OLIO EXTRAVERGINE DI OLIVA BIOLOGICO

Un olio extravergine di oliva biologico garantisce l'assenza di residui di pesticidi potenzialmente utilizzati nella coltivazione degli ulivi, dimostrandosi quindi un olio extravergine di oliva qualitativamente superiore. In termini di qualità, migliori ancora sono gli oli DOP e l'olio "Toscano", l'unico riconosciuto IGP in Italia.

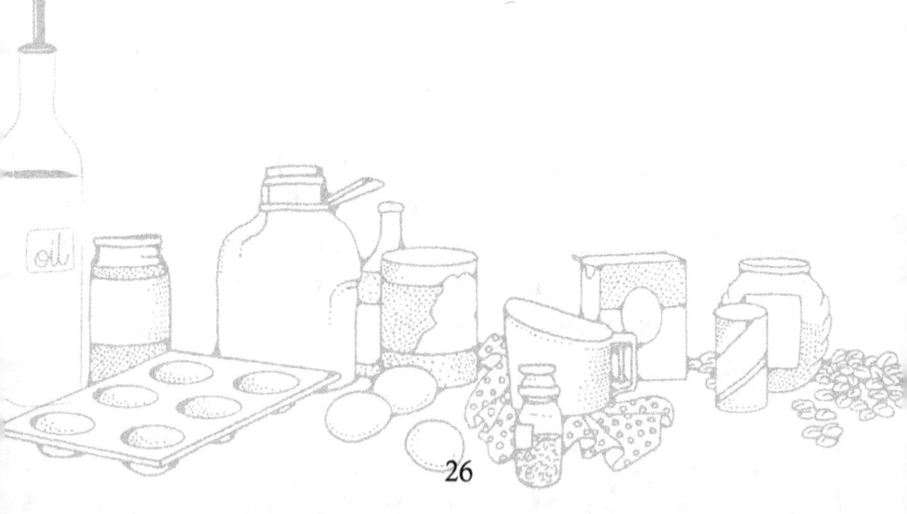

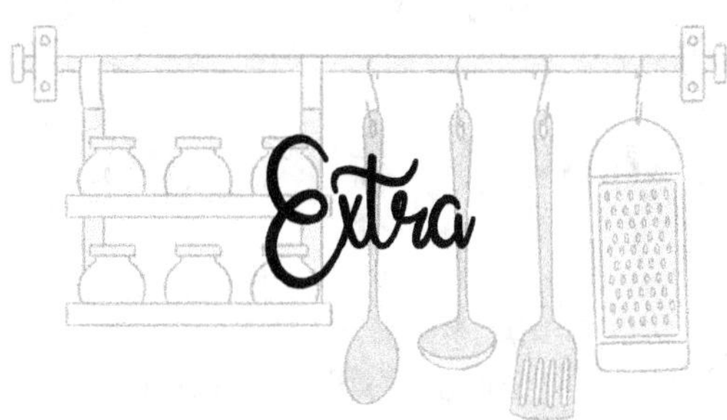

COLORE DELL'OLIO EXTRAVERGINE DI OLIVA

Al contrario di quanto si potrebbe pensare, il colore dell'olio extravergine di oliva non è necessariamente indice di buona o scarsa qualità del prodotto. Il colore dell'olio extravergine di oliva può infatti dipendere da molti fattori, quali il terreno di coltivazione degli ulivi, il clima in cui avviene la coltivazione, la specie delle olive utilizzate e il grado di maturazione delle olive stesse. Per questo, le caratteristiche dell'olio extravergine di oliva da considerare solo altre, quali la chiarezza e il sapore.

In linea generale, per assicurare una maggiore qualità dell'olio, più che controllare il colore, si consiglia di consumarlo entro l'anno di produzione, anche se correttamente conservato in bottiglie dal vetro scuro o contenitori di latta. L'olio, al contrario del vino, non migliora invecchiando, soprattutto se non conservato a dovere.

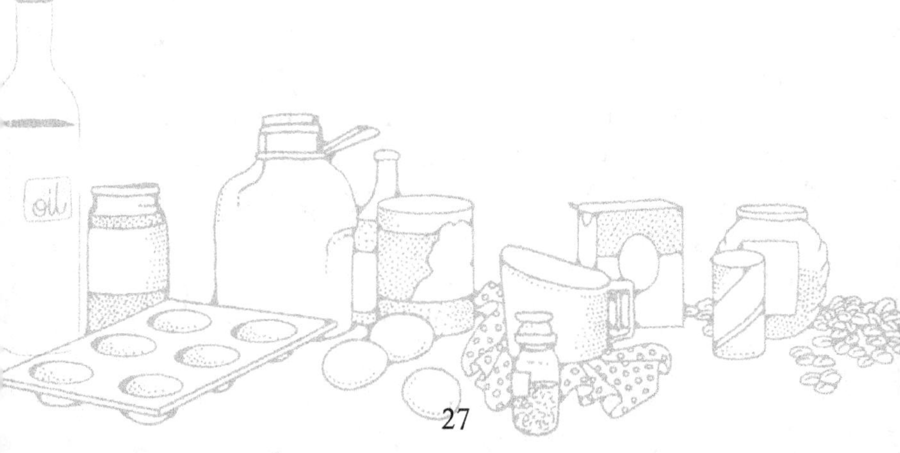

PESCE IN SCATOLA, SURGELATO O FRESCO?

Il pesce è consigliato nella dieta per le sue numerose proprietà, fonte di vitamine, sali minerali e grassi buoni, si rivela un ottimo alimento per tutti. In commercio si trova ormai in tutte le versioni possibili e, come per gli altri prodotti già analizzati, ogni versione ha le sue caratteristiche.

PESCE FRESCO

Il pesce fresco sembra l'opzione migliore, ma non sempre è così, soprattutto se non si conosce la vera **data in cui il pesce è stato pescato e la sua origine**.

Quando non si possono controllare questi fattori, magari da un pescivendolo di fiducia, e assicurarsi di acquistare pesce davvero fresco e con proprietà nutrizionali ancora intatte, è meglio puntare sul pesce in scatola, affumicato, o sul pesce surgelato. Le proprietà del pesce, infatti, si deteriorano facilmente con il passare del tempo.

PESCE IN SCATOLA

L'inscatolamento del pesce permette di mantenere intatte tutte le caratteristiche nutritive, ma **bisogna fare attenzione alla presenza di eventuali additivi**, come sale, conservanti e grassi. Il pesce in scatola, inoltre, è più probabile che non provenga da allevamenti ittici, ma che sia selvatico, perché pescato dove è più presente in natura. Di solito, per l'inscatolamento, vengono scelti pesci di dimensioni più piccole, questo riduce le probabilità che siano presenti metalli pesanti (rischiosi per la salute dell'uomo e presenti in pesci di grandi dimensioni come salmone e tonno).

Infine, come nel caso delle sardine, **il pesce in scatola ha un contenuto di calcio maggiore**, in quanto le lische si ammorbidiscono.

PESCE SURGELATO

Il pesce surgelato è una buona alternativa al pesce fresco e al pesce in scatola, se **surgelato il prima possibile dopo essere stato pescato**. Questo permette di mantenere intatte le caratteristiche nutrizionali.

Per non degradare troppo gli acidi grassi buoni presenti nel pesce, si consiglia di non congelarlo per più di 6 mesi.

Controllare l'etichetta affinché venga garantito il corretto procedimento di surgelazione del prodotto.

PESCE AFFUMICATO

Per quanto riguarda il pesce affumicato, ricco di sale, **fare attenzione a che non sia presente anche zucchero nell'etichetta** e, nel caso del salmone, è preferibile il salmone scozzese o selvaggio, al norvegese.

Il salmone norvegese, di solito, deriva da allevamenti, quindi è un pesce meno ricco di sostanze nutritive e più grasso, perché cresciuto con un'alimentazione diversa. È bene non abusare di pesce affumicato in quanto ricco di sale (ricordo i 5g di sale al giorno che sarebbe meglio non superare).

In linea generale è **meglio acquistare pesci di piccola taglia**, come lo sgombro, le sardine, le acciughe, in quanto, essendo all'inizio della catena alimentare, accumulano pochissimi inquinanti e metalli pesanti come il metil mercurio.

CONFEZIONE DEL PESCE

Come per i legumi, anche il pesce, se si decide di acquistarlo confezionato, sono **meglio i barattoli di vetro**, che garantiscono una maggior qualità dell'alimento, piuttosto che le lattine.

PESCE AL NATURALE O SOTT'OLIO

Il pesce al naturale è senza dubbio meno grasso e quindi meno calorico rispetto a quello sott'olio, questo perché, anche se il pesce sott'olio viene scolato benissimo, manterrà sempre un po' del grasso in cui è stato conservato, che penetrerà nella carne.

Il pesce al naturale, però, è più ricco di sale. Infatti, non essendo presente l'olio, come conservante si utilizza il sale. Bisogna scegliere in base alle proprie esigenze e capire quale dei due prodotti più si adatta a se stessi. Se si hanno problemi di ipertensione, sarebbe da preferire, in linea generale, il tonno sott'olio, da non preferire, invece, in caso di ipercolesterolemia. Adattare l'alimentazione ai propri bisogni è l'attività che richiede più tempo e impegno.

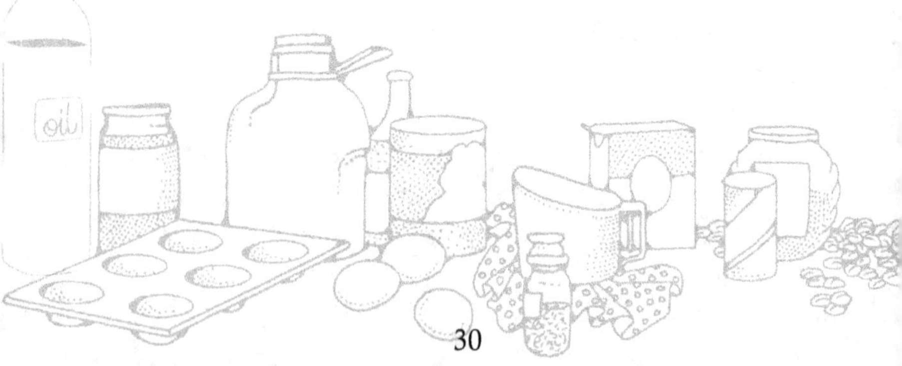

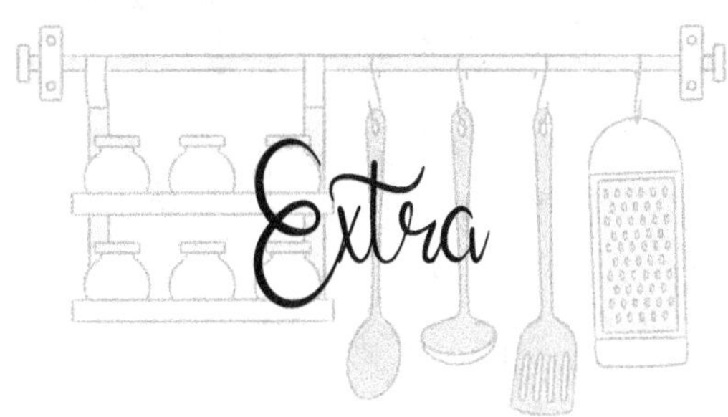

CURIOSITÀ

Nel caso del tonno in scatola è da preferire la specie tonno rosso (thynnus). Di solito viene riportata in etichetta.

PESCE PRONTO DA CUCINARE, QUALI SONO LE SCELTE MIGLIORI?

Soprattutto quando si tratta di avvicinare i bambini ai piatti di pesce, si utilizzano prodotti già pronti che, però, delle proprietà del pesce, conservano ben poco.

Si tratta di tutti quei prodotti come bastoncini di pesce, crocchette, burger, chele, che, panati o conditi, si rivelano ricchi di grassi.

Nel caso di prodotti panati, spesso, si tratta di alimenti **prefritti**, quindi con un contenuto di grassi nettamente superiore rispetto a quelli presenti nel pesce fresco, congelato o in scatola e di qualità sicuramente inferiore.

Nel caso di preparazioni senza panatura o panatura non pre-fritta, invece, spesso si utilizzano additivi come conservanti, addensanti e acidi grassi, che vanno a peggiorare le caratteristiche nutrizionali dell'alimento. Controllare l'etichetta e scegliere il prodotto migliore può fare davvero la differenza.

Quando si tratta di pesce pronto, la scelta è difficile, perché l'opzione più salutare rimane quella di preparare il pesce in casa, in base ai propri gusti, limitando l'uso del sale, sostituito da erbe aromatiche, e assicurandosi di aggiungere solo grassi vegetali di qualità.

Se proprio si desidera acquistare pesce pronto, meglio **limitarlo a poche volte al mese** e scegliere attentamente il prodotto dopo aver letto l'etichetta, preferendo quello con il **contenuto minore di grassi, carboidrati semplici (zuccheri) e conservanti o additivi vari.**

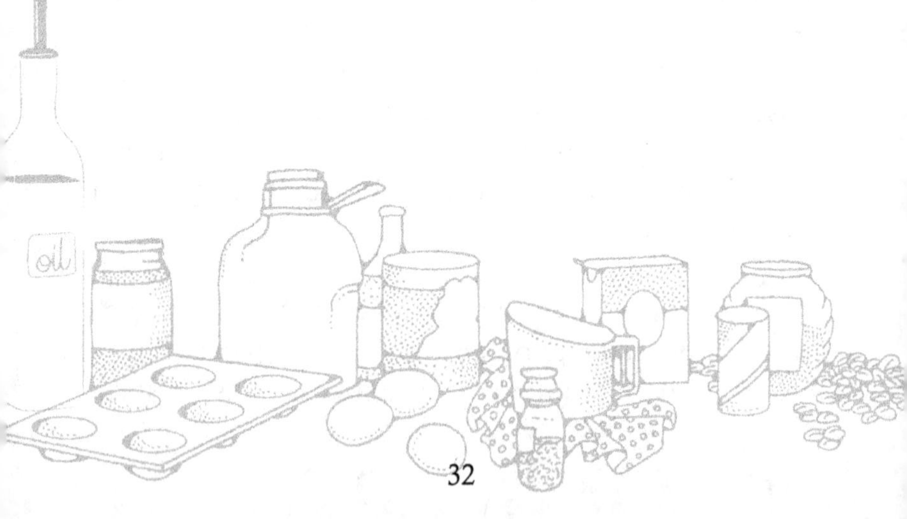

PANE CONFEZIONATO, QUALE PREFERIRE?

Acquistare il pane direttamente da un fornaio è la scelta più salutare e anche più buona che si possa fare, se conosciamo gli ingredienti che vengono utilizzati e che dovrebbero essere esposti in negozio.

Questo ci permette di consumare prodotti genuini, che non vedono l'aggiunta di conservanti, addensanti, emulsionanti e, a volte, neanche di lieviti, se preparati con lievito madre.

Nel caso in cui, però, si volesse acquistare del pane in cassetta o altre tipologie di pane già confezionato, è bene tenere a mente alcune informazioni presenti in etichetta.

INGREDIENTI DEL PANE

Il pane migliore resta quello preparato con **pochi ingredienti**, quattro o cinque al massimo: **farina, lievito, olio, sale, eventualmente latte**. Meglio ancora se si tratta di un pane integrale, quindi preparato con farina di tipo 2.

Quando si acquista del pane, bisogna controllare la presenza di zuccheri aggiunti, come lo sciroppo di fruttosio, o di grassi diversi dall'olio d'oliva, come olio di palma, strutto, burro, margarina, ect.
È bene ricordare che queste tipologie di pane (pane confezionato) vengono quai sempre trattate con alcol etilico in superficie, per evitare lo sviluppo di muffe.

PANE INTEGRALE, INTEGRALE DAVVERO?

Nel caso del pane integrale confezionato, bisogna fare attenzione a cosa viene indicato nell'etichetta, perché, spesso, la farina integrale è solo aggiunta alla farina bianca, non si tratta quindi di un pane **integrale al 100%**, ma di un pane preparato con farina bianca e farina integrale. A volte, invece, si tratta di un pane realizzato con farina bianca e aggiunta di crusca. In questi casi è da preferire il pane che vede come unico ingrediente, per quanto riguarda le farine, la farina integrale o di tipo 2.

IL PANE MIGLIORE

Il pane migliore è sicuramente quello prodotto con farine integrali, bio e con basso contenuto di sale.
Se il quantitativo di sale supera i 2g ogni 100g di prodotto, si consiglia di assumerne in quantità ridotta e non tutti i giorni, considerato che il quantitativo massimo di sale assumibile giornalmente è stato fissato dall'OMS a 5g, per non favorire lo sviluppo di patologie come l'ipertensione.

Le varie tipologie di pane che ormai si trovano in commercio, da quello ai semi, a quello alla curcuma, passando da quello con i grani antichi e per quello ai cinque cereali, sono tutte valide alternative al pane comune, ma bisogna **fare attenzione all'etichetta.**
Le etichette sono le nostre migliori amiche quando andiamo a fare la spesa e tra amici bisogna parlarsi, loro vogliono dirci tutto, perché non ascoltarle?

Quindi controllare che sia presente un buon quantitativo di fibre ogni 100g di prodotto e un quantitativo di grassi saturi e zuccheri semplici non elevato (i grassi saturi non dovrebbero superare il 10% dell'introito calorico giornaliero, quindi meno sono e meglio è).

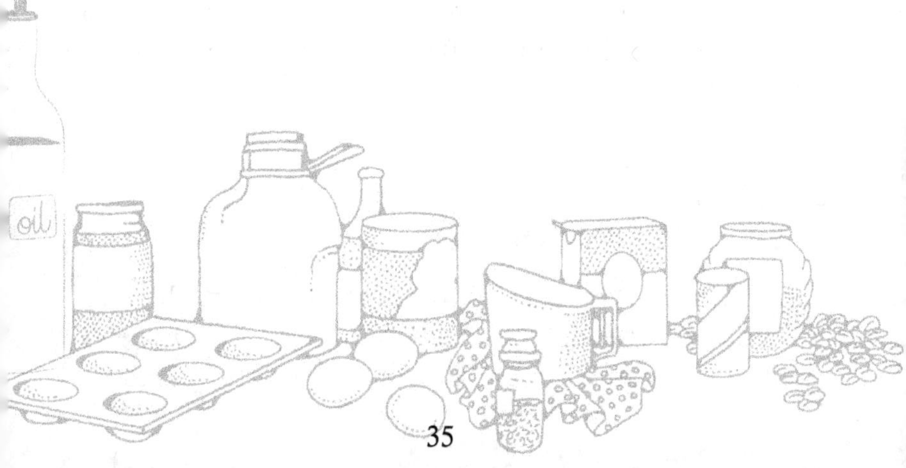

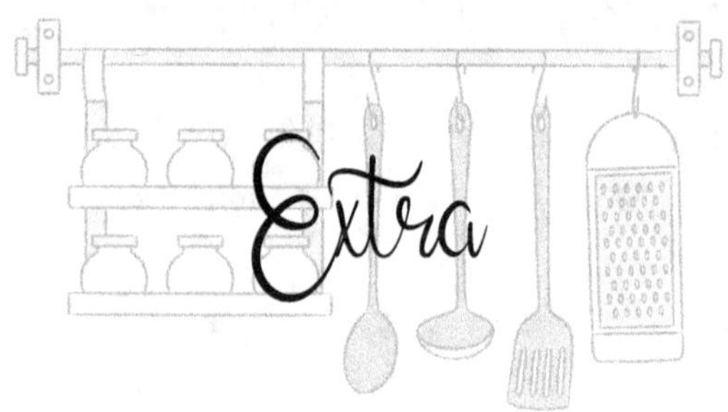

CURIOSITÀ SULL'INTEGRALE

L'integrale apporta più fibre, in quanto, per la produzione della farina, viene utilizzato tutto il chicco del cereale, compresa la parte non digeribile (le fibre). Essendo utilizzato tutto il chicco, viene utilizzata anche la parte più grassa. Un prodotto integrale, di conseguenza, è anche un prodotto più calorico, ma questa qualità non è necessariamente negativa. La cosa importante da capire è che assumere cibo **integrale fa BENE alla salute, ma NON FA DIMAGRIRE**. Fare bene e fare dimagrire sono due cose diverse, a volte anche diametralmente opposte.

Se acquistiamo prodotti integrali che hanno meno calorie di prodotti non integrali, sono due le possibilità: o nei prodotti non integrali sono presenti grassi aggiunti o i prodotti integrali non sono davvero integrali. Per questo, di nuovo, ci vengono in aiuto le etichette.

Allo stesso modo, se acquistiamo prodotti integrali con l'obiettivo di dimagrire, stiamo chiaramente sbagliando qualcosa.

INTEGRALE BIOLOGICO

In fine, sarebbero da preferire i prodotti integrali biologici, in quanto, essendo meno raffinato, il chicco del cereale utilizzato potrebbe conservare maggiori quantità di prodotti chimici e pesticidi utilizzati per la sua coltivazione.

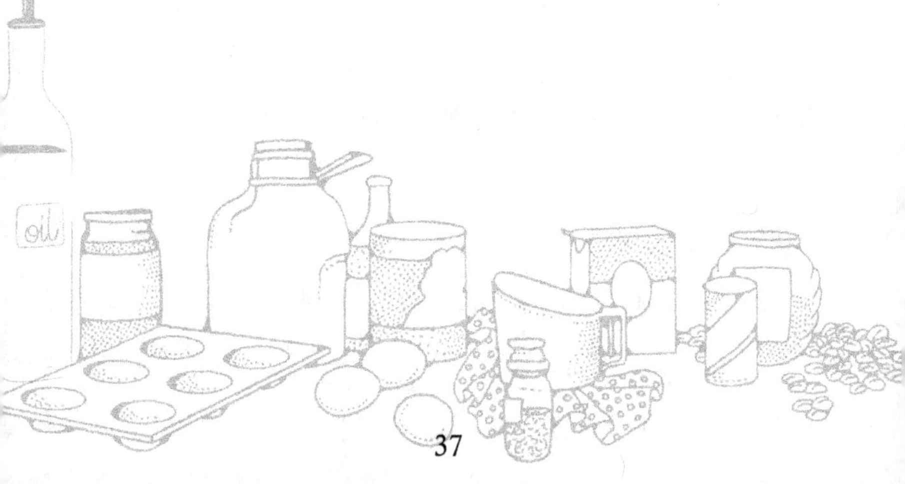

SALUMI E AFFETTATI, SONO TUTTI UGUALI?

L'assunzione di salumi viene consigliata una volta a settimana al massimo, perché sono alimenti ricchi di grassi e sale, ma spesso anche di conservanti e additivi vari, soprattutto se acquistati già confezionati al supermercato e non in una salumeria con produzione propria e ingredienti controllati. Per questo è meglio **limitare il consumo di tali alimenti**, ma nel caso in cui non si voglia rinunciare, possiamo dividerli tra i salumi più grassi e quelli più salati e cercare di capire, in un'ottica di salute, quali sono i migliori.

I MENO GRASSI

Se si considera la quantità di grasso presente nel salume, i migliori, quindi con la quantità minore di grassi, sono: *la bresaola, il prosciutto crudo, il prosciutto cotto, il culatello e il lonzino.*

Questi sono i salumi con le percentuali di grassi più basse. Limitare l'assunzione di grassi di origine animale è importante in quanto si tratta principalmente di grassi saturi, quindi "cattivi" per la salute del nostro organismo. I grassi saturi infatti favoriscono l'insorgenza di disturbi cardiovascolari e patologie come l'ipercolesterolemia. Sarebbe auspicabile acquistare salumi con non più del 30% di grassi.

I MENO SALATI

Il problema dei salumi, però, non è soltanto il contenuto di grassi, ma anche di sale. Infatti questi prodotti sono molto ricchi di sale, usato come conservante che permette la stagionatura senza la formazione di muffe o altri microrganismi patogeni. **Il salume più ricco di sale è solitamente il prosciutto crudo**, subito seguito da salami, pancetta, bresaola, speck e prosciutto cotto. Il salume con il più basso contenuto di sodio è la mortadella, ma come si sa, non è di certo il salume meno grasso.

IL GIUSTO COMPROMESSO

Preferire salumi come bresaola e prosciutto (cotto o crudo) è la scelta migliore, rappresentano un buon compromesso tra grassi e sale. Se si acquistano salumi già affettati e confezionati, fare bene attenzione all'etichetta e al contenuto di sale. Se si è indecisi tra due confezioni dello stesso salume, è meglio quella con meno sale. Sarebbe bene non superasse comunque i 2,5-3g ogni 100g di prodotto ed eliminare il grasso visibile. Nell'etichetta, come per il pane, non dovrebbero essere presenti zuccheri aggiunti. Meglio ancora se assenti nitriti e nitrati, anche se, oggettivamente, al giorno d'oggi è particolarmente difficile trovare prodotti così "perfetti". Per questo, si consiglia di **non consumare abitualmente salumi, affettati e insaccati.**

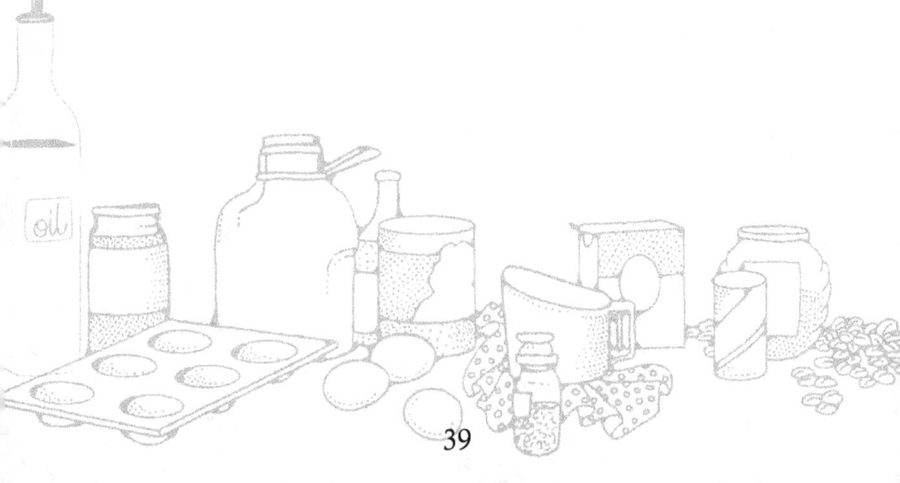

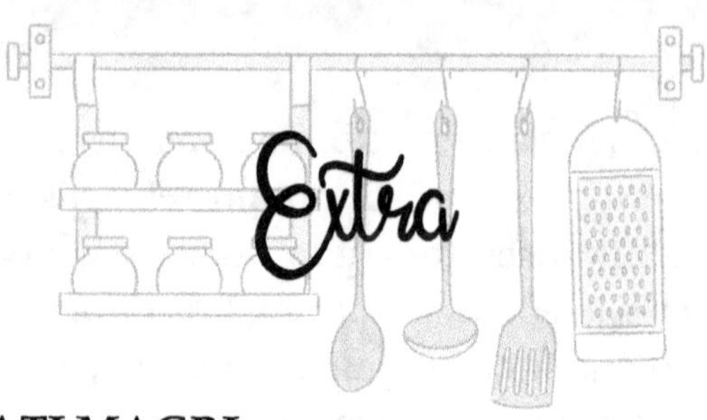

AFFETTATI MAGRI

Al giorno d'oggi, vanno molto di moda gli affettati magri, quali l'affettato di pollo o di tacchino, poveri di grassi e carboidrati, ma ricchi di proteine. Sono una buona scelta per aumentare il proprio apporto proteico giornaliero tenendo sotto controllo le calorie e i grassi, ma anche qui bisogna fare attenzione al contenuto di sale e di eventuali altri additivi o conservanti. Spesso infatti questi affettati sono dei preparati, degli impasti, di carne, amidi, zuccheri e conservanti. Scegliere il prodotto con il minor numero di additivi e il maggior quantitativo di carne è la scelta più salutare.

Attenzione quindi a che il quantitativo di carne sia almeno pari all'85%, ma più ce n'è e meglio è.

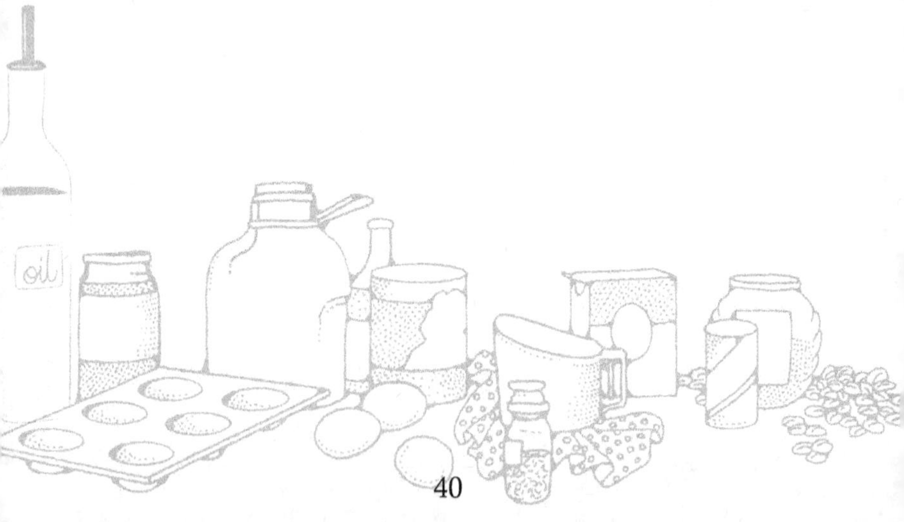

DOLCIFICANTI

Quanto è buono il sapore dolce?

Da quando si è detto che i dolci sono i peggiori nemici della dieta, di dolcificanti se ne vedono di tutti i tipi, nella speranza di trovare il migliore per dimagrire o, almeno, non ingrassare: **zucchero bianco, di canna, di canna integrale, miele, eritritolo, aspartame** (4mg/kg**), saccarina** (2,5g/kg), **acesulfame K** (9g/kg), **ciclammato** (7g/g), **neotame** (0,3mg/kg), **sucralosio** (5mg/kg), **polioli** (sorbitolo, xilitolo, mannitolo, smaltitolo, isomaltolo – 50g), **stevia, tagatosio** (50g), **sciroppo d'agave, zucchero o mosto d'uva, succo d'uva, melassa, malto di cereali, sciroppo d'acero, zucchero di palma da dattero, succo di frutta concentrato** e probabilmente anche altri (riporto i più conosciuti, nella speranza siano i più utili). *Tra parentesi è riportato il quantitativo massimo giornaliero consigliato.*

ZUCCHERO BIANCO O DI CANNA

Per quanto riguarda i dolcificanti naturali, come lo zucchero bianco e lo zucchero di canna, si può dire che non c'è praticamente differenza tra questi due prodotti, né per quanto riguarda le calorie (circa 380kcal/100g), né per quanto riguarda le proprietà nutrizionali. Lo zucchero bianco, così come lo zucchero di canna, è un nutriente (fonte di carboidrati) totalmente privo di micronutrienti, quindi fornisce energia ma nessuna vitamina o sale minerale. Non si potrebbe vivere di solo zucchero, perché, anche se energetico (carboidrato che fornisce circa 4kcal per grammo), in breve tempo l'organismo si troverebbe di fronte a numerose carenze nutrizionali di vitamine e sali minerali. Queste carenze porterebbero inevitabilmente a patologie prima (prima fra tutte il diabete) e alla morte poi. Quindi anche se lo zucchero fornisce energia, non basta l'energia per rimanere in vita o almeno condurre una vita di qualità.

Per questo è indispensabile non guardare soltanto alle calorie, ma anche alla ricchezza di un alimento in micronutrienti, anch'essi essenziali per la salute del corpo. Questa mini guida punta proprio a questo, a proporre le alternative migliori per la salute, perché più ricche di micronutrienti.

ZUCCHERO DI CANNA INTEGRALE

Un discorso diverso va fatto per lo zucchero di canna integrale, apporta circa 100kcal in meno ogni 100g rispetto allo zucchero bianco o di canna non integrale e un quantitativo maggiore di micronutrienti, ma non può per questo essere comunque considerato una fonte di vitamine e sali minerali, dato che i quantitativi giornalieri consigliati di zuccheri si aggirano intorno ai 50g circa o comunque il 10-20% delle calorie giornaliere assunte e più della metà vengono generalmente assunti dalla frutta. Considerato quindi che l'assunzione di zuccheri dovrebbe essere sporadica e limitata, **il vantaggio che si trae dall'utilizzo di zucchero di canna integrale è piuttosto minimo o irrilevante.**

MIELE

Il miele è un dolcificante con un potere calorico lievemente inferiore allo zucchero, ma con proprietà nettamente superiori, antinfiammatorie e antibatteriche, ma SOLO se **prodotto da apicoltori di fiducia**, di cui conosciamo i metodi di produzione e allevamento delle api, altrimenti, prodotto industrialmente e sottoposto a numerosi processi, perde queste preziose proprietà. Migliore quindi dello zucchero, ma solo se prodotto artigianalmente.

DOLCIFICANTI ARTIFICIALI

Per quanto riguarda i dolcificanti artificiali, in passato si pensava potessero favorire lo sviluppo di patologie come il cancro, ad oggi non ci sono studi che confermano tale rischio, se si rispettano le dosi consigliate.

I dolcificanti artificiali spesso sono privi di calorie, ma questo non significa che non causano reazioni all'interno del nostro organismo.

Il sapore dolce, infatti, è in grado di stimolare la produzione di insulina, un ormone anabolico che permette l'ingresso degli zuccheri ingeriti all'interno delle cellule. Nel caso in cui non si è persone attive o nel caso in cui l'insulina venga stimolata in un orario molto lontano dall'allenamento, si potrebbe favorire lo stoccaggio delle energie nelle cellule adipose, quindi aumentare le riserve di grasso corporeo, anche assumendo dolcificanti senza calorie. Inoltre, essendo dolcificanti a zero calorie hanno un effetto saziante di gran lunga inferiore rispetto ai dolcificanti naturali e questo potrebbe indurre ad assumere maggiori quantità di cibo, con conseguente eccesso di calorie introdotte.

ERITRITOLO- DOLCIFICANTE NATURALE

L'eritritolo sembra essere la soluzione a tutti i mali, appartenente alla famiglia dei dolcificanti naturali, praticamente privo di calorie e, anche se con un potere dolcificante leggermente inferiore rispetto allo zucchero, ha un basso indice glicemico, un sapore gradevole e non stimola la produzione di carie.

Tra tutti i dolcificanti è quello che preferisco, quello **con gli effetti collaterali minori**, ma non va dimenticato comunque che si tratta di un dolcificante artificiale che non si assume singolarmente, ma unito ad altri alimenti e bisogna tenere a mente che, anche se il dolcificante non ha calorie, l'alimento in cui lo si inserisce ne ha e non si dovrebbe esagerare con le quantità.

L'eritritolo, come tutti gli zuccheri, **può causare gonfiore o disturbi gastrointestinali**. Sempre meglio testarne gli effetti sul proprio organismo.

DOLCI E DIETA MEDITERRANEA

I dolci, nella dieta mediterranea, hanno un posto molto piccolo, e andrebbero consumati una volta a settimana o meno (porzione da 100g). La cosa davvero importante, però, è la sostenibilità di una dieta, per questo non serve essere troppo fiscali, ma di base bisognerebbe conoscere cosa è più salutare e benefico per il proprio organismo.

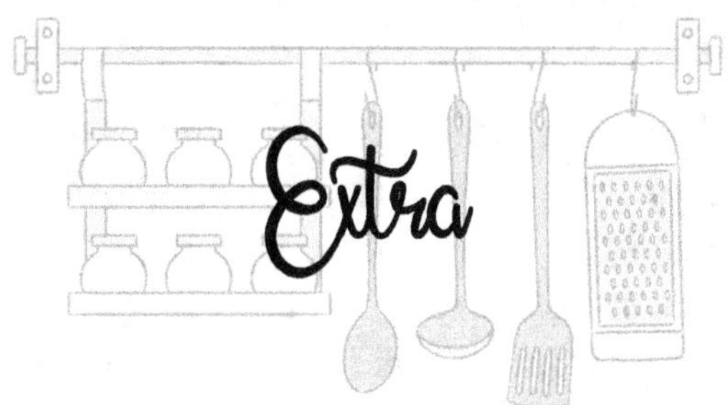

ESISTE IL DOLCIFICANTE MIGLIORE?

Non importa se si utilizza lo zucchero bianco in un dolce e se ne assume un piccola porzione o se si utilizza l'eritritolo in un dolce, poi, con la convinzione che l'eritritolo non faccia male, lo si mangia tutto. Alla fine dei conti, sarebbe stato più saggio utilizzare lo zucchero e mangiare una porzione più adeguata.

A fare la differenza non è mai il singolo ingrediente o alimento, ma l'insieme di tutto ciò che assumiamo nell'arco della giornata. **Quindi sì a dolcificanti senza calorie, ma ancora meglio sarebbe imparare a mangiare eliminando la dipendenza dal sapore dolce** e limitando quegli alimenti che non hanno particolari proprietà nutritive sul nostro organismo.

È un percorso che richiede tempo, ma a piccoli passi si può rieducare il nostro palato a sapori più naturali e meno "dopati" dall'industria alimentare che punta apertamente a quelle concentrazioni di grassi e zuccheri in grado di stimolare aree del cervello deputate al piacere. L'industria alimentare, forse è triste dirlo, punta alla vendita del prodotto e non alla salute del consumatore, anche perché, poi, basta raccomandare un uso consapevole e centellinato del prodotto per lavarsene le mani. Per questo è importante non necessariamente evitare determinati alimenti, ma almeno assumerli con cognizione di causa.

Proprio grazie alle ricerche e agli studi fatti, le industrie riescono a trovare le combinazioni migliori e proprio per questo, quando mangiamo determinati alimenti, ci sentiamo quasi dipendenti da questi e, una volta fatto un assaggio, è quasi impossibile smettere. Il cervello invia al corpo segnali di piacere che il corpo farà di tutto per riprovare quanto prima.

A volte quindi non è colpa della nostra scarsa volontà, ma del prodotto in sé che è in grado di scatenare reazioni nel nostro corpo che esulano dal nostro controllo.

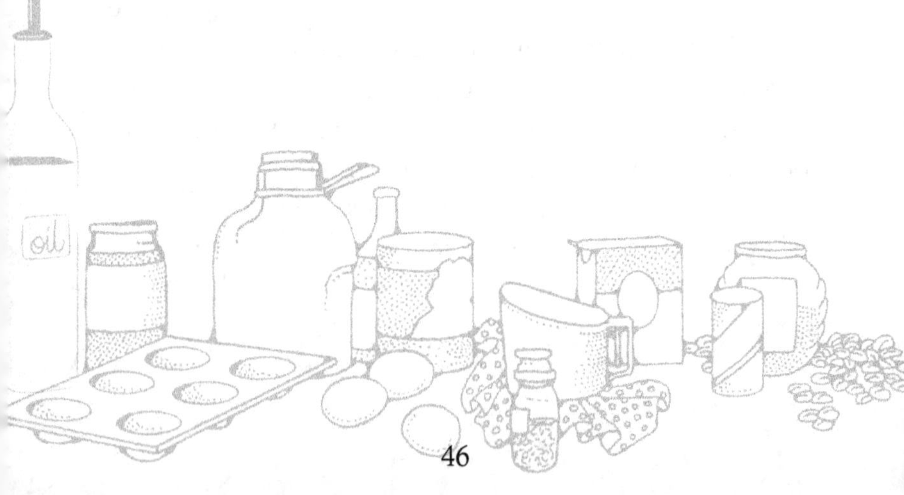

CIOCCOLATO, IN BASE A COSA SCEGLIERLO?

Partendo dal presupposto che la sostanza benefica, nel cioccolato, è il cacao, viene da sé che sia consigliabile acquistare il cioccolato con la più alta percentuale di cacao.

Quindi sì al cioccolato con almeno il 70% di cacao, ricco di sostanze antiossidanti e stimolanti gli ormoni del buonumore.

Il cacao è utile nella prevenzione di ipertensione, di patologie cardiovascolari, aiuta a controllare l'insonnia e la depressione. Regola l'intestino grazie alla sua azione antinfiammatoria.

Il cacao è una fonte preziosa di *flavonoidi* e *polifenoli*, sostanze cardioprotettive, che, aiutando le arterie a conservare la loro naturale flessibilità, hanno un effetto anti-ipertensivo. La *teobromina* contenuta nel cioccolato fondente stimola l'attività del cuore, prevenendo gli infarti. Contiene inoltre *triptofano*, un amminoacido in grado di stimolare la serotonina, l'ormone del buonumore.

COSA GUARDARE NEL CIOCCOLATO

In caso di intolleranze a glutine o lattosio, fare attenzione a che nella confezione sia riportato SENZA GLUTINE e non sia presente LATTE o un suo derivato tra gli ingredienti.
Scegliere cioccolato prodotto attraverso pratiche eque e solidali, che rispettano la natura e il lavoro dell'uomo è

oggi ancora più importante. Meglio se il cioccolato è
biologico.
Le scritte: "cioccolato extra fondente", "cioccolato extra
dark", non garantiscono percentuali di cacao
soddisfacenti, controllare quindi che, nell'etichetta, la
percentuale di cacao non sia inferiore al 70%.

CURIOSITÀ SUL CIOCCOLATO

Il **cioccolato puro** è chiamato così se prodotto interamente
con burro di cacao, senza l'aggiunta di grassi vegetali. Il
classico cioccolato invece vede l'aggiunta di grassi
vegetali per una percentuale inferiore al 5%, mentre i
cosiddetti **surrogati** contengono percentuali di grassi
vegetali aggiunti superiori al 5%. **Da preferire** è
sicuramente il **cioccolato puro** o, al massimo, **il cioccolato
classico**.

CONTROINDICAZOINI DEL CIOCCOLATO

Il cioccolato fondente non è indicato per chi soffre di
patologie epatiche, per i bambini al di sotto dei 3 anni e per
chi soffre di mal di testa, perché, l'alto contenuto di
betafeniletilamina potrebbe favorire l'insorgenza di
emicrania.

CALORIE DEL CIOCCOLATO FONDENTE

Il cioccolato fondente **NON è meno calorico** di quello al
latte o del cioccolato bianco. Nonostante le sue numerose
proprietà, non bisogna esagerare con le porzioni.
Non è un alimento che fa dimagrire.

Proprio come per quanto riguarda il mondo dell'integrale, anche il cioccolato fondente fa parte della famiglia degli alimenti che fanno bene, ma non per questo significa che se ne può mangiare a volontà, che faccia dimagrire o che sia miracoloso.

Il cioccolato fondente, essendo composto da un quantitativo minore di zuccheri, apporta più grassi che, inevitabilmente, lo rendono più calorico, ma ne abbassano l'indice glicemico, rendendolo un vero e proprio alleato della salute (nelle giuste quantità!).

CONSERVAZIONE

Il cioccolato si può conservare nella sua confezione, in un ambiente fresco e a temperature non troppo alte. La presenza della patina biancastra in superficie non indica che il cioccolato non è più buono, ma è un chiaro segnale del fatto che non è stato conservato nella maniera corretta. Questa patina indica che il cioccolato è stato sottoposto a sbalzi di temperatura che hanno permesso alla parte grassa del cioccolato di separarsi. Da preferire comunque il cioccolato che non presenta queste caratteristiche, per assicurarsi il maggior apporto di sostanze nutritive possibili.

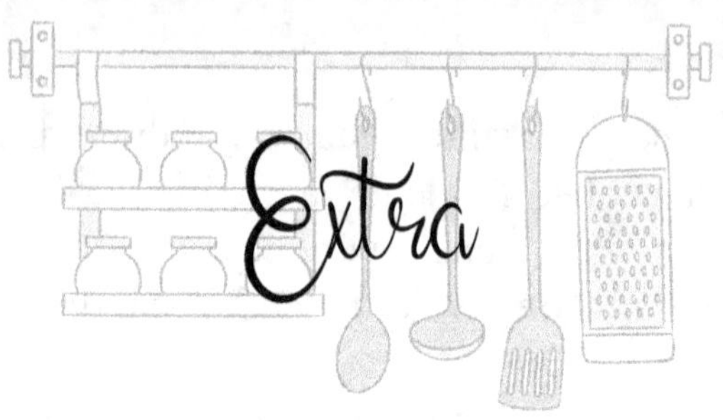

FOGLI DI ALLUMINIO NELLE BARRETTE

Il cioccolato è avvolto spesso da fogli di alluminio, questo perché, ancora una volta, come per le patatine, la frutta secca, l'olio extra vergine di oliva, è un alimento ricco di grassi, quindi delicato e a rischio di deterioramento. L'alluminio permette la conservazione del cioccolato a lungo, preservandone le proprietà e la lucentezza. L'alluminio è infatti in grado di proteggere dalla luce, schermandola. Anche in questo caso, quindi, **sono da preferire confezioni che proteggono il prodotto, assicurandone la qualità delle proprietà nutrizionali.**

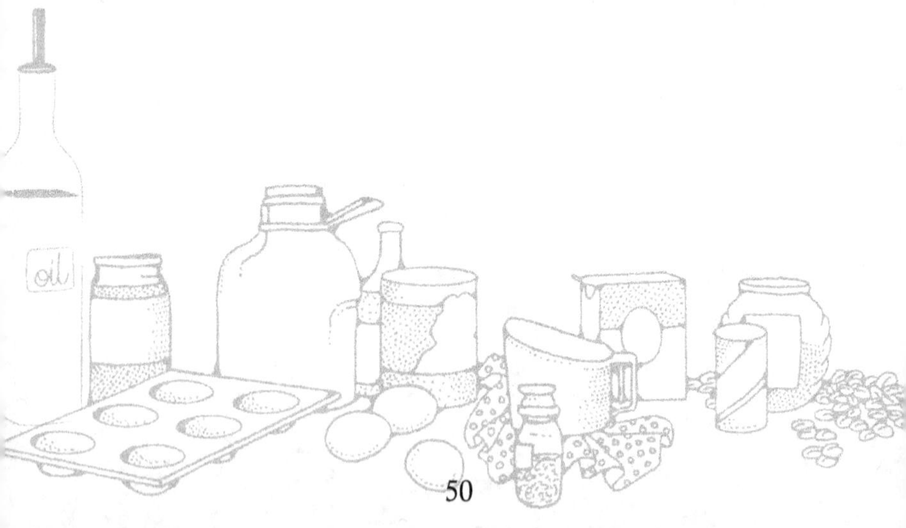

YOGURT, PERCHÉ GLI YOGURT NON SONO TUTTI UGUALI?

PROPRIETÀ

Lo yogurt è uno dei latticini più utilizzati e anche più benefici per la salute dell'organismo e, in particolar modo, dell'intestino. Grazie al suo contenuto di probiotici, batteri benefici in grado di sopravvivere alla digestione e raggiungere l'intestino, apporta numerosi benefici.

Ricco di calcio, vitamine e proteine, aiuta a mantenere attivo ed efficiente il sistema immunitario. Se ne dovrebbe assumere **almeno uno al giorno**, per trarne i benefici. Ancora più utile negli adulti, per favorire un invecchiamento attivo e il più sano possibile. L'avanzare dell'età spesso porta a carenze nutrizionali e complicazioni sanitarie che, anche con lo yogurt, possono essere ridotte.

YOGURT A CONFRONTO

Sono da preferire gli **yogurt bianchi**, a qualsiasi altra tipologia di yogurt, che siano essi alla frutta (secca o fresca che sia) o ai cereali o altri gusti ancora. Gli yogurt aromatizzati sono infatti un concentrato di zuccheri: all'interno di un vasetto può essere presente più di un cucchiaio raso di zucchero, il che rende lo yogurt un alimento poco salutare, soprattutto se consumato spesso, quando invece dovrebbe essere un alimento benefico.

Basta pensare che, assumendo uno yogurt alla frutta (che di frutta ne contiene davvero poca) e un frutto di medie dimensioni, nell'arco della giornata, si è già raggiunto il quantitativo massimo di zuccheri giornalieri (non si potrebbero quindi assumere ulteriori prodotti dolci, quali biscotti, marmellate, fette biscottate, cereali da colazione, creme spalmabili, caramelle, etc.), per questo è meglio evitare l'acquisto di yogurt alla frutta e preferire yogurt bianchi ai quali saremo noi ad aggiungere frutta o qualsiasi altra cosa di nostro piacimento.

YOGURT BIANCO MAGRO, INTERO O YOGURT GRECO

La differenza tra yogurt bianco e yogurt greco sta principalmente nel contenuto di proteine, ma non si può definire quale dei due sia migliore, dipende dalle proprie esigenze e dai propri gusti. Lo yogurt greco apporta mediamente più proteine ogni 100g rispetto allo yogurt bianco. Tra yogurt bianco magro e yogurt bianco intero, invece, la differenza la fa la quantità di grassi presenti. Lo yogurt bianco magro contiene meno grassi dello yogurt bianco intero.

Spesso negli yogurt bianchi magri viene comunque aggiunto dello zucchero, infatti più si tolgono i grassi e più l'industria produttrice tende ad aggiungere gli zuccheri, per rendere il prodotto più appetibile e vendibile. Uno yogurt senza grassi e senza zuccheri, infatti, difficilmente riesce a soddisfare il palato del consumatore medio e meno attento, che, quando acquista al supermercato, pensa solo al gusto e non all'etichetta o alla propria salute.

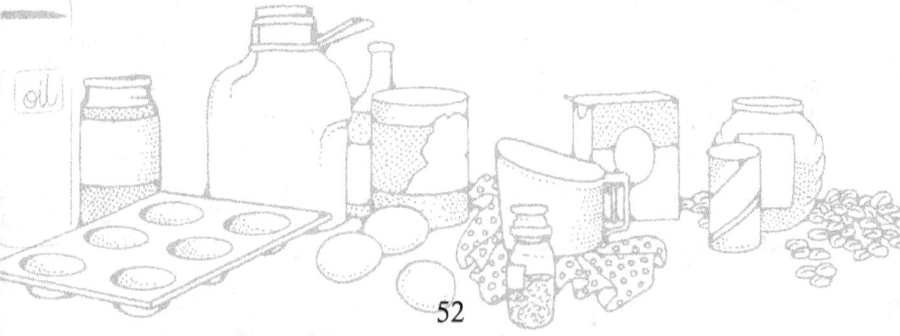

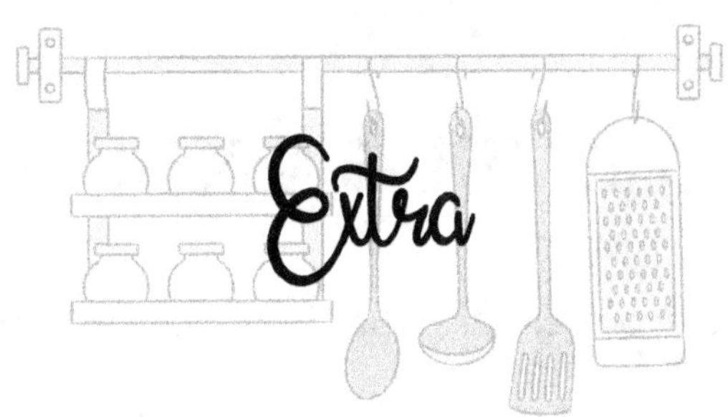

COSA GUARDARE NELL'ETICHETTA DI UNO YOGURT

Oltre alla provenienza del latte che dovrebbe essere italiana o al massimo greca, uno yogurt non dovrebbe apportare più di 50kcal/100g se bianco magro e non dovrebbe apportare più di 80kcal/100g se bianco intero.

Fare inoltre attenzione allo yogurt greco che, sì, è più ricco di proteine rispetto allo yogurt bianco magro, ma solitamente viene venduto in confezioni da 150g o addirittura 200g. In questi casi, l'alimento è sì benefico, ma potrebbe rivelarsi troppo calorico per uno spuntino, soprattutto se non magro. Anche lo yogurt greco è infatti venduto con diverse percentuali di grassi, più aumenta la percentuale di grassi, più lo yogurt è buono, ma anche calorico.

Come nel caso dei pesci in scatola, anche con lo yogurt, la differenza la fanno le proprie esigenze e abitudini.

Il prodotto migliore non esiste o, almeno, non è universale, va adattato alle singole caratteristiche.

Lo yogurt, in ogni caso, meglio con un quantitativo di zuccheri inferiore ai 5g ogni 100g di yogurt, che sia esso greco, intero o magro.

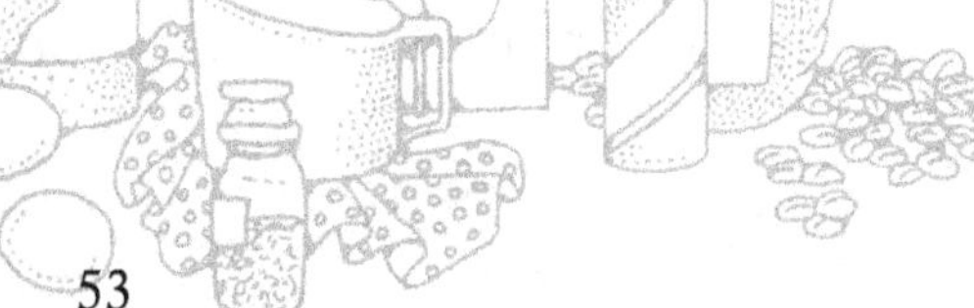

CURIOSITÀ SUI CIBI PROCESSATI

Perché i cibi processati e prodotti industrialmente sono demonizzati?

Per quale motivo se preparo un dolce in casa o assumo una merendina prodotta industrialmente ho effetti diversi? Con la merendina ingrasso e con il dolce preparato in casa no? Il discorso è più complesso di così e i motivi sono diversi.

CARATTERISTICHE DEI CIBI PROCESSATI

In linea generale, un alimento processato vede, appunto, il passaggio attraverso numero processi. Più un alimento per essere prodotto passa attraverso numerose lavorazioni, più i micronutrienti presenti nei suoi ingredienti vergono persi. Ricordo che i micronutrienti sono vitamine, sali minerali e fibre e sono indispensabili per la salute del nostro organismo.

Cosa accade quando un alimento è povero di micronutrienti?

Diventa meno saziante, in primis e, se è meno saziante, si è portati ad assumerne in maggiore quantità. Maggiore quantità significa maggiori quantità di energie assunte e troppe energie assunte significa aumento del peso sulla bilancia.

Il problema riguarda allora il peso?

No.

Il problema riguarda anche lo stato di salute generale dell'organismo.

Oltre a essere spesso **poveri di fibre,** quindi meno sazianti, i prodotti processati sono poveri anche di **vitamine e sali**

minerali, micronutrienti essenziali per il corretto funzionamento dell'organismo.

Quando mancano questi elementi, il corpo non lavora in maniera efficiente, quindi, anche se assumiamo il giiusto quantitativo di energie, queste non vengono utilizzate nella maniera migliore e possono portare a sviluppare patologie metaboliche come diabete e ipercolesterolemia, oltre a malattie cardiovascolari, fino ad arrivare allo sviluppo di tumori (come abbiamo visto per l'assunzione di solo zucchero).

La carenza di micronutrienti ha conseguenze molto negative sull'organismo, per questo è bene fare attenzione ad assumerne il giusto quantitativo.

I cibi processati sono quindi il male assoluto?

No, il male assoluto non esiste.

Ma con questo piccolo paragrafo ci tenevo a precisare che il problema dei cibi processati NON SONO solo le calorie, ma anche i micronutrienti.

Mangiare una fetta di torta preparata in casa, con ingredienti genuini (o almeno che dovrebbero essere genuini) non ci fa assumere meno calorie di quelle apportate da una merendina in scatola, anzi, potrebbe addirittura fornirne di più e farci ingrassare allo stesso modo, se non con più facilità, perché, convinti che non faccia male, siamo portati ad assumerne in quantità maggiori, ma resta comunque il fatto che, il dolce o l'alimento in generale preparato in casa, con materie prime di qualità e pochi processi di lavorazione, mantiene un quantitativo maggiore di micronutrienti e per questo è qualitativamente migliore.

QUALI ALIMENTI SCEGLIERE

La preferenza dovrebbe ricadere sempre o il più spesso possibile su alimenti composti da poche materie prime, sottoposte al minor numero di processi, contenenti un buon quantitativo di fibre, vitamine e sali minerali.

Non importa se preparati in casa o acquistati al supermercato, le regole non cambiano:

- **Pochi ingredienti**
- **Materie prime di qualità**
- **Sali minerali**
- **Vitamine**
- **Fibre**

Questi sono i **5 PUNTI ESSENZIALI** per la preparazione di un pasto, tutto il resto è secondario.

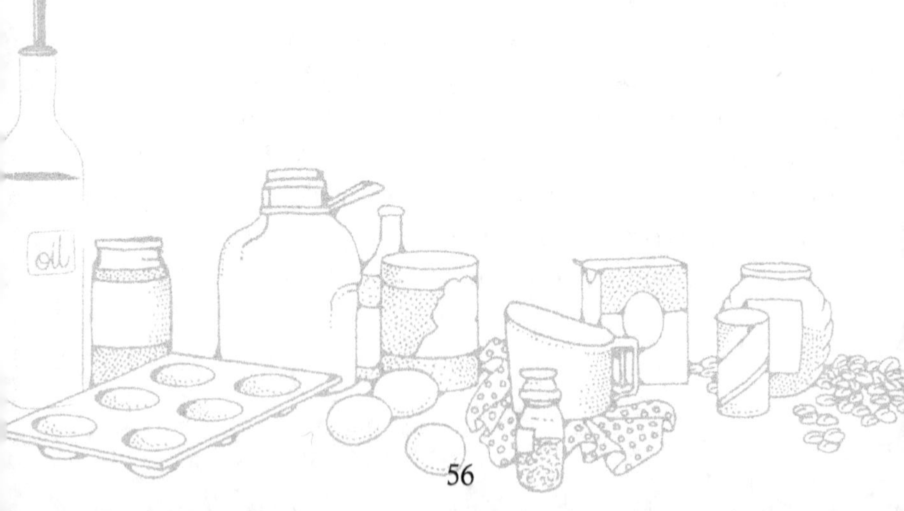

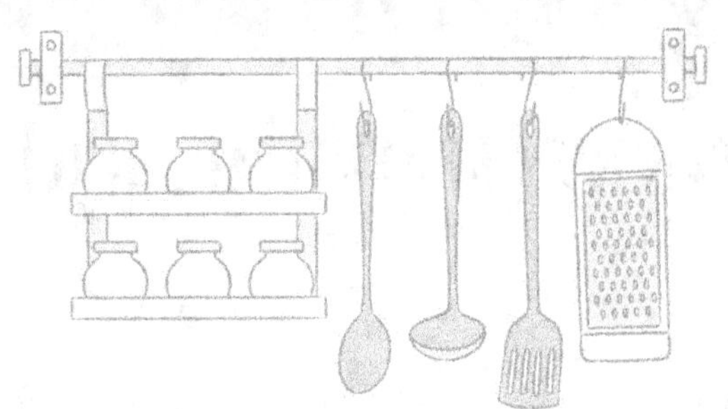

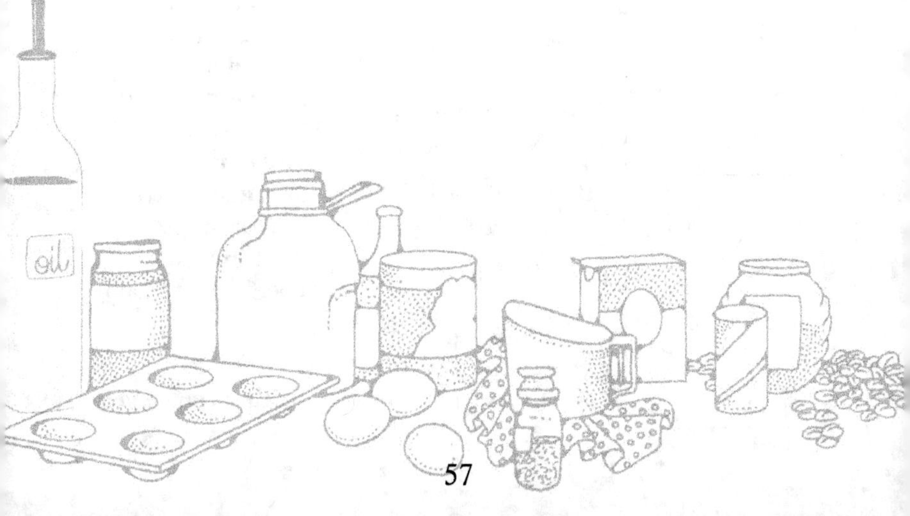

PER NON DIMENTICARE NULLA

Alimento	Sì	No
FRUTTA SECCA	Buste opace	Buste trasparenti
	Sfusa certificata	Sfusa senza conoscere la provenienza
	Con il guscio	Sgusciata
	Con la pellicina	Senza pellicina
	Non tostata	Tostata
	Chiara e lucida	Opaca e con macchie
PATATINE FRITTE	Buste non trasparenti o scatole di cartone	Buste trasparenti
LEGUMI	Barattoli di vetro/surgelati/Secchi	Scatole di latta (da limitare)
PESCE	Surgelato/fresco/in scatola	Senza conoscerne la data di pesca
	Barattoli di vetro	Scatole di latta (da limitare)
	Tagli piccoli	Tagli grandi (da limitare)
	Salmone affumicato scozzese/selvaggio	Salmone affumicato norvegese (da limitare)
OLIO EXTRA VERGINE DI OLIVA	Bottiglie di vetro scuro	Bottiglie di vetro trasparente
	Italiano	Europeo (da preferire italiano)
	Biologico	
OLIO E.V.O.	Spremitura a freddo	Spremitura con solventi

PANE	Pochi e semplici ingredienti	Con aggiunta di zucchero
	Integrale 100%	Con aggiunta di crusca
	Con poco sale	
SALUMI E AFFETTATI	Con pochi grassi/poco sale	Più di una volta a settimana
	Senza conservanti o additivi	
CIOCCOLATO	Fondente sopra il 70%	Con molti zuccheri aggiunti
	Con confezione di alluminio	Confezione trasperente
	Temperatura ambiente	Sbalzi di temperatura/temperature alte o basse
YOGURT	Con meno di 50kcal/100g se magro	Con più di 50kcal/100g se magro
	Con meno di 80kcal/100g se intero	Con più di 80kcal/100g se intero
	Con fermenti lattici aggiunti	Con più di 5g di zuccheri aggiunti (da limitare)
DOLCIFICANTI	Assunti con moderazione anche se senza calorie	Assunti a volontà
	Zucchero di canna integrale	Zucchero di canna o bianco
	Miele artigianale	Miele industriale

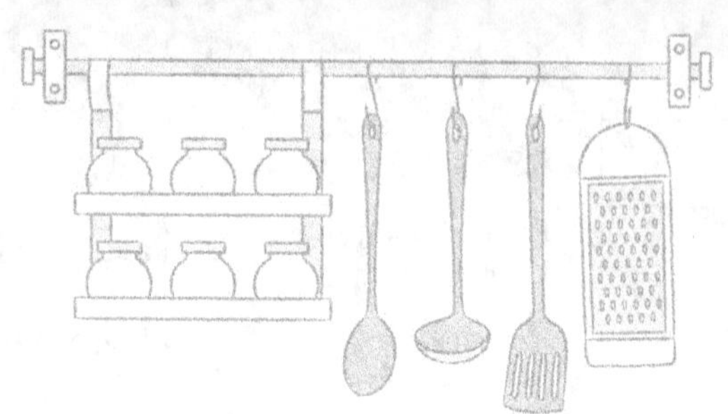

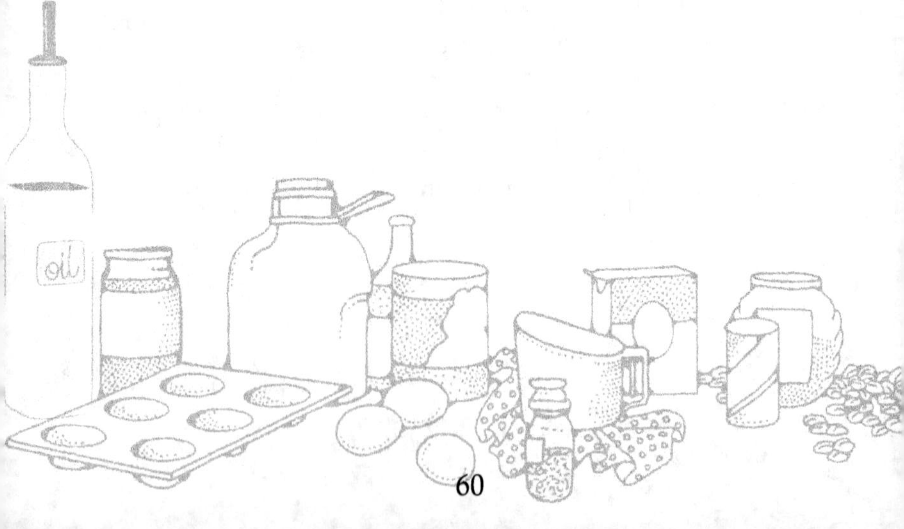

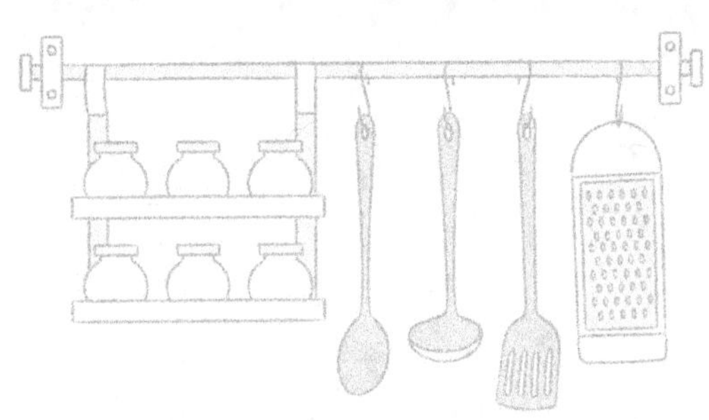

	Sì	No
PER TUTTI GLI ALIMENTI	Nomi semplici	Nomi strani
	Pochi zuccheri semplici	Molti zuccheri semplici
	Molte fibre	Poche fibre
	Integrali 100%	Raffinati
	Poco sale	Molto sale
	Senza additivi	Con additivi
	Con certificazioni	Senza certificazioni
	Materie prime	Alimenti sottoposti a molti processi di lavorazione

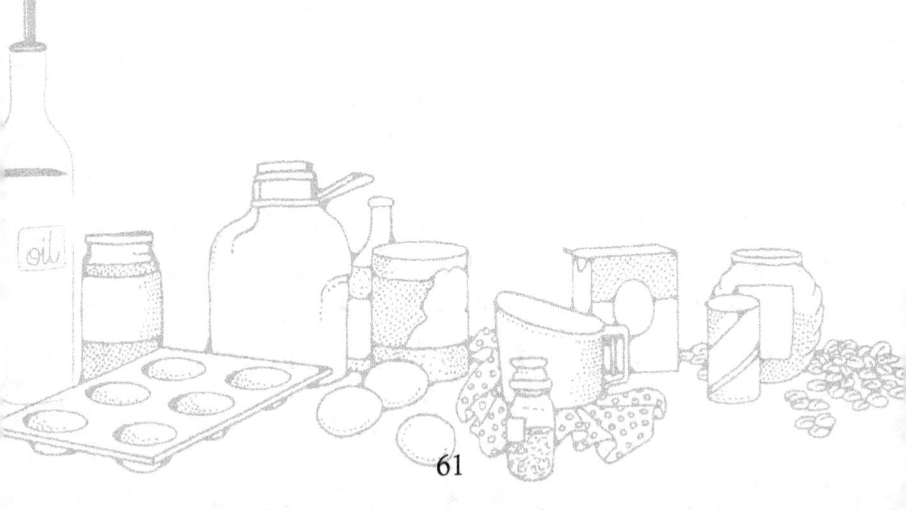

RIFERIMENTI

1. Pelletier j.e.; graham d.j.; laska m.n., social norms and dietary behaviors among young adults. Am. J. Health behav. 2014, 38, 144-152.

2. Lake a.a., mathers j.c., rugg-gunn a.j., adamson a.j., longitudinal change in food habits between adolescence (11-12 yeast) and adult-hood (32-33 years): the ash30 study. J public health (oxf) 2006; 28:10-16.

3. Adair l.s., popkin b.m., are child eating patterns being trasformed globally? Obes res 2005; 13:1281-99.

4. Lobstein t., jackson-leach r., planning for the worst: estimates of obesity and comorbidities in shool-age children in 2025. Pediatr obes 2016; 11:392-407.

5. Martinez-gonzalez m.a.; bes-rastrollo m., dietary patterns, mediterranean diet, and cardiovascular disease. Curr.opin. Lipidol. 2014, 25, 20-26.

6. De lorgeril m.: salen p.; martin j.; monjaud l., mamelle, n. Mediterranean diet, traditional risk factor and the rate of cardiovascular complications after myocardial infarction: final report of the lyon diet heart study. Circulation 1999, 99, 779-7885.

7. Giugliano d.; esposito k., mediterranean diet and metabolic disease. Curr. Opin. Lipidol 2008, 19, 63-68.

8. Kesse-guyot e.; ahluwalia n.; lassale c.; hercberg s.; fexeu l.; lairon d., adherence to mediterranean diet reduces the risk of metabolic syndrome: a 6 year

prospective study. Nutr. Metab. Cardiovasc. Dis. 2013, 23, 677-683.

9. Psaltopoulou t.; sergentanis t.n.; panagiotakos d.b.; sergentanis i.n.; kosti, r.; scarmeas n., mediterranean diet, stroke, cognitive impairment, and depression: a meta-analysis. Ann. Neurol. 2013, 74, 580-591.

10. Munoz m.a.; fito m.; marrugat j.; covas m.i.; schröder h., adherence to the mediterranean diet is associated with better mental and physical health. Br. J. Nutr. 2009, 101, 1821-1827.

11. Estruch r., ros e., salas-salvadò j., et al. For the predimed study iinvestigators. (2013). Primary prevention of cardiovascular disease with a mediterranean diet. N engl med. 2013; 368:1279-1290.

12. Chiva-blach g., badimon l., estruch r., latest evidence of the effects of the mediterranean diet in prevention of cardiovascular disease. Curr atheroscler rep. 2014; 16(10):446. Doi: 10.1007/s1 1883-014-0446-9.

13. Donini l.m., serra-majen l,. Bullò m., gil à., salas-salvadò j., the mediterranean diet: culture, health and science, br j nutr. 2015:113 suppl 2:s1-3.

14. Rosi a., paolella g., biasini b., scazzina f., dietary habits of adolescents living in north america, europe or oceania: a review on fruit, vegetable and legume consumption, sodium intake, and adherence to the mediterranean diet, nutrition, metabolism & cardiovascular diseases (019) 29, 544-560.

15. Unesco. The mediterranean diet. Inscribed in 2010 on the representative list of the intangible cultural heritage of humanity, 2010.

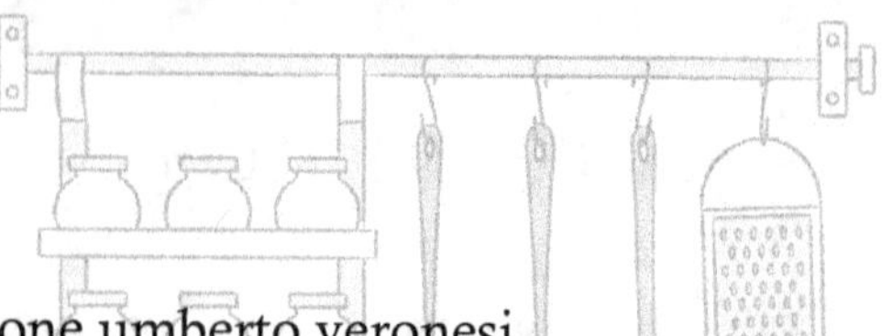

- Fondazione umberto veronesi
- Sinu-società italiana di nutrizione umana
- Crea-consiglio per la ricerca in agricoltura e l'analisi dell'economia agraria
- Kechagia m, basoulis d, konstantopouloi s, dimitriadi d, gyftopoulou k, skarmoutsou n, fakiri em. Health benefits of porbiotics: a review. Isnr nutrition volume 2013 (2013)
- Naglaa hani el-abbadi, maria carlota dao, and simin nikbin meydani. Yogurt: role in healthy and active aging. Am j cin nutr 2014 may 99: 1263s-1270s
- Projectinvictus
- Federazione medico sportiva italiana
- Libero24ore
- Fruttaebacche.it
- Federica.unina.it
- Contini M., Cecchini M, Massantini R., Monarca D., Mmoscetti R., Proritetà nutrizionali-salutistiche e conservazione della frutta secca in guscio, Italus Hrtus 17 (4), 2010.
- Altroconsumo.it
- www.alufoil.org/EAFA European Aluminium Foil Association
- Humanitasalute.it
- Proiezionidiborsa.it
- Ilfattoalimentare.it
- Taccuinigrastrofisici.it

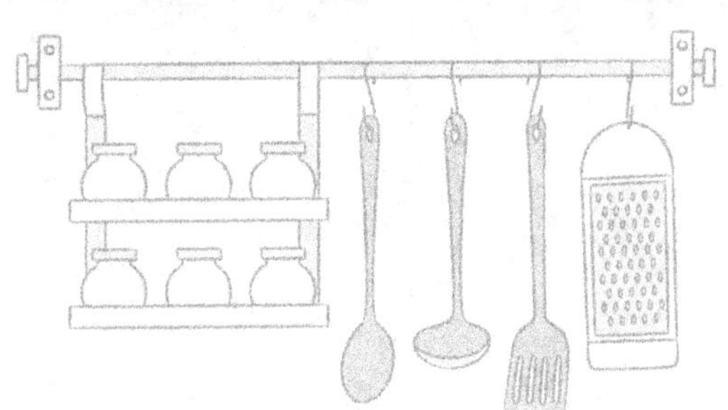

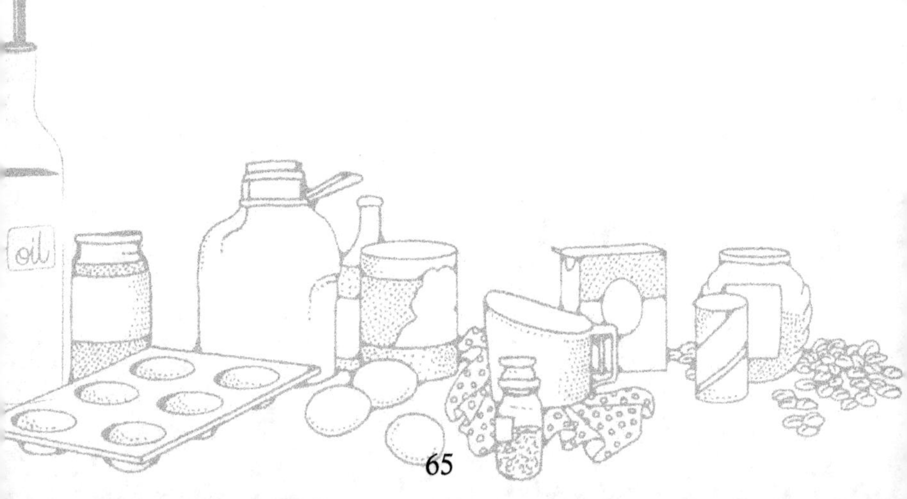
oil

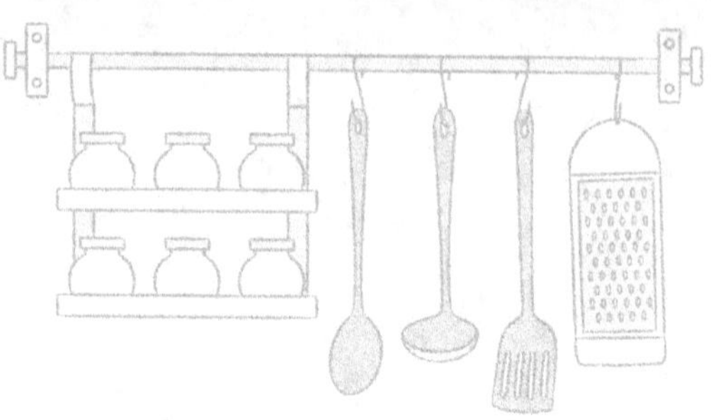

Se sei arrivato fin qui, spero che tu abbia imparato qualcosa di nuovo in queste pagine e di esserti stata utile in qualche modo.

Se così è stato,
lascia una recensione su Amazon!

Sarà utile a me per migliorarla
e ad altri utenti in cerca di consigli
su come prendersi cura della propria salute.

Grazie!

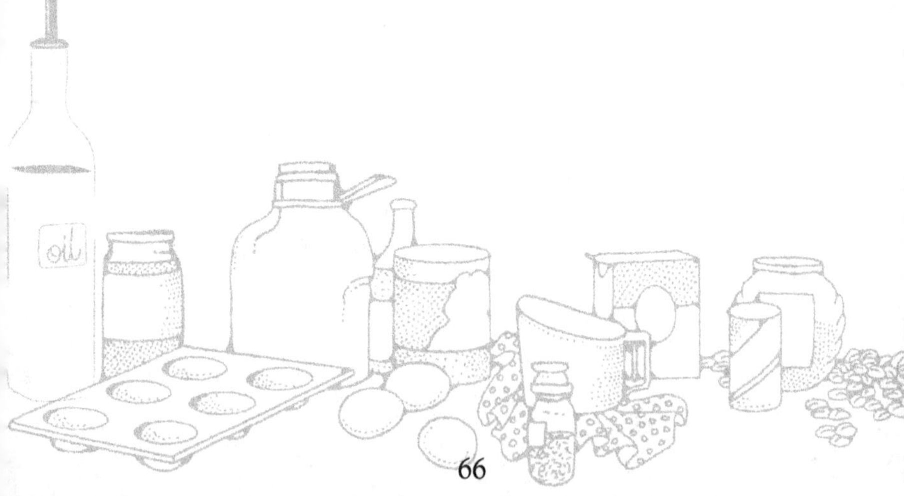